国家卫生健康委员会"十三五"规划教材

全国高等职业教育配套教材

供医学影像技术专业用

MRI检查技术
实训与学习指导

主　编　周学军　孔祥闯

副主编　孙建忠　胡劲松　贾中正

编　者（以姓氏笔画为序）

孔祥闯（华中科技大学同济医学院附属协和医院）

田　俊（南京医科大学第二附属医院）

孙建忠（浙江大学医学院附属第二医院）

杨永贵（厦门医学院附属第二医院）

张　多（陕西能源职业技术学院）

张　继（江苏医药职业学院泰州临床学院）

罗　昆（华中科技大学同济医学院附属协和医院）

周学军（南通大学附属医院）

胡劲松（绍兴文理学院附属医院）

姜吉锋（南通市第三人民医院）

贾中正（南通大学附属医院）

夏　晓（雅安职业技术学院）

黄燕涛（四川卫生康复职业学院附属自贡市第一人民医院）

曹　琰（山东医学高等专科学校）

人民卫生出版社

图书在版编目（CIP）数据

MRI 检查技术实训与学习指导/周学军,孔祥闯主编
. —北京:人民卫生出版社,2020

ISBN 978-7-117-29564-2

Ⅰ.①M… Ⅱ.①周… ②孔… Ⅲ.①核磁共振成象-
诊断学-高等职业教育-教学参考资料 Ⅳ.①R445.2

中国版本图书馆 CIP 数据核字（2020）第 010276 号

人卫智网	www.ipmph.com	医学教育、学术、考试、健康，
		购书智慧智能综合服务平台
人卫官网	www.pmph.com	人卫官方资讯发布平台

MRI 检查技术实训与学习指导

主　　编:周学军　孔祥闯

出版发行:人民卫生出版社(中继线 010-59780011)

地　　址:北京市朝阳区潘家园南里 19 号

邮　　编:100021

E - mail:pmph @ pmph. com

购书热线:010-59787592　010-59787584　010-65264830

印　　刷:中农印务有限公司

经　　销:新华书店

开　　本:787×1092　1/16　印张:11

字　　数:296 千字

版　　次:2020 年 3 月第 1 版　2025 年 1 月第 1 版第 2 次印刷

标准书号:ISBN 978-7-117-29564-2

定　　价:32.00 元

打击盗版举报电话:010-59787491　E-mail:WQ @ pmph.com

质量问题联系电话:010-59787234　E-mail:zhiliang @ pmph.com

前　言

　　《MRI检查技术实训与学习指导》是国家卫生健康委员会"十三五"规划教材《MRI检查技术》的配套教材。在编写中,遵循职业教育规律,按照高等职业教育要体现专业与产业、企业、岗位对接,专业课程内容与职业教育标准对接,教学过程与生产过程对接,学历证书与职业教育资格对接,职业教育与终身学习对接的要求,注重职业素质教育,加强技能培养,以适应高职层次培养高素质技术技能型人才及其学制和学时"三个特定"的需要编撰。

　　《MRI检查技术实训与学习指导》是医学影像技术专业进行技能实训的重要教学材料。在教材具体内容的编写上加强了教学内容与实际临床岗位的对接,注重培养医学影像技术职业岗位的技能培养。配套教材遵循本轮系列教材"整体优化"原则,紧扣《MRI检查技术》教学内容,加强与该专业其他教材的密切沟通和联系,编写实训和学习指导。同时参考了《MRI检查技术专家共识(2016)》和《中华医学影像技术学·MR成像技术卷》,增加教材的实用性。为避免重复,本书未重复应用《MRI检查技术》教材中已有图片。根据需要,本书附有部分实训及案例分析题图片。

　　本教材包括16个实训项目、31个实训操作内容,配有习题与答案、模拟试卷与答案,方便教学和学生学习。各校可根据教学安排的实际授课学时和实训条件具体情况进行调整。模拟试卷的题型、题量及内容难易程度对接全国医用设备使用人员(MRI技师)业务能力考评要求,可作为学生课程结束后学习效果的测试使用。

　　本教材在编写过程中得到第二届全国高等职业教育医学影像技术、放射治疗技术专业教材建设评审委员会和中华医学会影像技术分会各位专家的具体指导和帮助,在此一并表示感谢! 由于编者水平所限,对于教材存在的不足之处,恳请广大读者在使用中多提宝贵意见,以便改正。

周学军　孔祥闯

2019年12月

目　录

实训一 MRI设备及MRI检查安全性

操作一 熟悉MRI设备

【技术要点】

MRI设备是MR成像的硬件基础,MRI设备的每一部分硬件在磁共振成像时都发挥着极其重要的作用。通过现场实训,感知MRI设备的每一个硬件结构及其在磁共振成像过程中发挥的作用,加深对MR成像基本原理的理解。

1. 掌握MRI设备的硬件构成。

2. 熟悉主磁体、射频系统、梯度系统、计算机系统、制冷系统和高压注射器等辅助设备在MRI检查中发挥的作用。

3. 掌握高压注射器的操作步骤及日常保养。

【实训器材】

1. 磁共振成像仪。

2. 各种类型的线圈。

3. 心电监护仪,高压注射器等。

【实训学时】

1学时。

【实训注意事项】

1. 严格遵守MRI设备操作规程。

2. 指导教师及实训人员进入磁体间前应去除所有磁性物品(如硬币、钥匙、手表、手机、磁卡、发夹等)并妥善保管。

3. 确认进入磁体间的实训指导教师及实训人员无磁共振成像检查禁忌证。

【实训步骤】

1. 将MRI设备各硬件开启,处于开机状态。

2. 认知MRI设备的主磁体及其作用。

(1)主磁体的作用是产生恒定的静磁场。

(2)主磁体的类型包括铁磁型和电磁型两种。

(3)描述主磁体的性能参数有磁场强度(T)、均匀度和稳定性等。

3. 认知MRI设备的射频系统及其作用。

（1）射频系统包括射频发射线圈和射频接收线圈,前者的作用是产生一定频率范围的射频脉冲,后者的作用是接受 MR 信号。

（2）认知不同类型的接收线圈,除内置的体线圈外,还有头线圈、头颈联合线圈、脊柱线圈及关节线圈(图 1-1)。

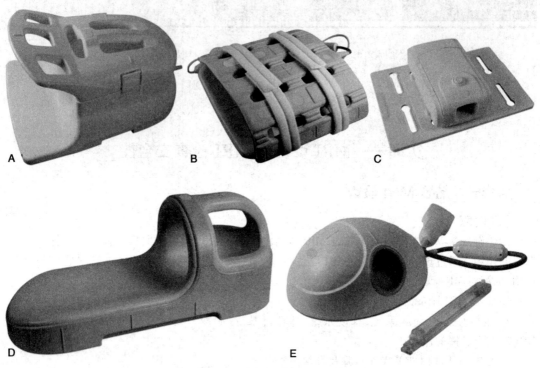

图 1-1　不同类型的射频线圈
A.头颈联合线圈;B.腹部相控阵线圈;C.腕关节线圈;D.婴儿线圈;E.动物线圈

4. 认知 MRI 设备的梯度系统及其作用

（1）梯度系统开启时可产生梯度磁场。

（2）梯度磁场在 MRI 过程中可发挥的作用包括 MR 信号空间定位、产生梯度回波、施加扩散敏感梯度场、进行流动补偿、进行流动液体的流速相位编码等。

5. 认知 MRI 设备的辅助系统及其作用　超导型磁体系统包括氦压缩机、水冷机、空调系统。

（1）氦压缩机循环性压缩膨胀的氦气,降低主磁体中液氦的消耗。

（2）水冷机包括氟利昂压缩制冷系统和水循环冷却系统,可对氦压缩机和梯度线圈进行冷却。

（3）空调系统具有制冷、加热、加湿、除湿等功能,对机房的温度和湿度进行控制,常年维持温度在 18~22℃,湿度在 40%~60%,保证机房内的空气洁净度,确保机房内的所有电器设备正常运转。

6. 认知高压注射器的操作步骤,并熟悉其保养内容

（1）高压注射器(图 1-2)的主要部件有注射头系统、支架、电源箱、控制显示屏、手控开关、电缆线等。

（2）高压注射器的操作步骤:①开机:先开主机箱电源开关,再开触摸屏开关;②安装针筒,抽取对比剂;③接头皮针或套管针,排气;④设定注射程序;⑤进入预备装态;⑥开始注射;⑦关

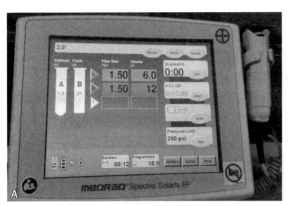
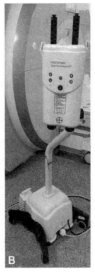
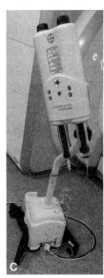

图1-2 高压注射器
A.控制显示屏;B.磁体间内的注射系统;C.抽药准备好的注射系统

机:先关触摸屏开关,再关主机箱电源开关。

(3)高压注射器使用注意事项及日常保养:①注射预备前,必须确保管路中没有空气;②注射中,如果管路中有阻塞、泄漏或其他故障时,立即将注射器和病人断开;③及时擦除注射头对比剂;④日常清除触摸屏灰尘,定期校正触摸屏中心。对于使用充电电池的高压注射器,需定期充电。

【实训结果】

1. 通过实训,熟悉MRI设备的硬件构成。

2. 通过实训,熟悉磁共振设备各硬件的作用。

3. 通过实训,熟悉高压注射器的应用。

4. 书写实训报告和体会。

操作二 MRI检查的安全性

【技术要点】

为了保证MRI检查的顺利进行,必须关注MRI检查中存在的安全隐患,如失超、铁磁性物质的抛射效应、体内植入物的安全性、制冷剂的安全性、孕妇、幽闭恐惧症、对比剂的不良反应等。

【实训目的】

1. 掌握MRI检查的绝对禁忌证和相对禁忌证。

2. 熟悉各安全隐患对被检者人身安全的影响。

3. 熟悉失超、铁磁性物质吸入等紧急安全事故的预防和处理。

【实训器材】

1. 磁共振成像仪。

2. 尼龙绳,铁磁性物质(硬币、钥匙、指甲刀、金属纽扣等)。

【实训学时】

1学时。

【实训注意事项】

1. 严格遵守 MRI 设备操作规程。

2. 指导教师及实训人员进入磁体间前应去除所有磁性物品(如硬币、钥匙、手表、手机、磁卡、发夹等)并妥善保管。

3. 确认进入磁体间的实训指导教师及实训人员无磁共振成像检查禁忌证。

【实训步骤】

1. 将 MRI 设备各硬件开启,MR 成像仪处于开机状态。

2. 认知 MRI 检查的绝对禁忌证和相对禁忌证

(1) MRI 检查的绝对禁忌证有:①带有心脏起搏器、神经刺激器、人工金属心脏瓣膜等的患者;②带有动脉瘤夹者(非顺磁性如钛合金者除外);③有眼内金属异物、内耳植入、金属假体、金属假肢、金属关节、体内铁磁性异物者。

(2) MRI 检查的相对禁忌证有:①被检部位或附近含有铁磁性物品,如有金属假牙者不能做头部、鼻咽、口腔检查,体内有治疗泵(胰岛素泵)者,有宫内节育器者不能做盆腔检查,患者如必须进行 MRI 检查,应慎重或取出后再检查;②危重病人需要使用生命支持系统者;③癫痫患者(应在充分控制症状的前提下进行 MRI 检查);④幽闭恐惧症患者;⑤不合作患者,如:小儿,应在镇静后进行;⑥孕妇和婴儿应征得医生、患者及家属同意后再行检查;⑦不能平卧 20 分钟以上、神志不清、严重缺氧、烦躁不安需要抢救的病人;⑧重度高热患者。

3. 认知超导型磁体失超的概念及预防

(1) 认知失超的概念及其相关设备:①失超指在励磁或工作过程中,超导型磁体因某种原因突然失去超导特性而进入正常态,即引起失超;②紧急失超开关;③报警器,包括液氦压缩机报警器和病人体征监测报警器。

(2) 失超的预防:①MRI 技师及值班人员每天记录水冷系统各种技术参数(图 1-3),包括液氦压力、液氦容量、氦压机压力、水冷温度;②定期做好水冷机组保养;③遇停电及水冷机、氦压机、冷头故障时要及时维修;④严格管理紧急失超开关,紧急失超开关仅用于地震、火灾和严重危及病人生命等突发事件。

4. 铁磁性物体吸入的预防和处理

(1) 测试铁磁性物体的投射效应。用尼龙绳拴牢准备的钥匙、金属纽扣等铁磁性物质后,进入磁体间,观察磁体对铁磁性物质的吸引力。

(2) 铁磁性物体吸入的预防措施:①进入磁体间前要用金属探测器严格检查,不得让患者将铁磁性金属物体或电子产品(如别针、螺丝刀、小刀、金属纽扣、发卡、手表、打火机、手机等)带入磁体间;②禁止病床、轮椅、推车、铁质担架、非磁相容性的监护仪器或抢救器材等进入磁体间;③禁止体内携带有铁磁性金属异物、心脏起搏器或其他电子产品的被检者或家属进入磁体间;④对于因外伤体内有异物性质不明确的被检者,需要做 X 线检查以明确体内异物性质。

(3) 铁磁性物体吸入后的处理:①如果造成人员伤害的,立即将受伤人员移出磁体间进行急救处理;②如果对磁体造成损伤的,可能有液氦泄漏的危险,立即将磁体间所有人员撤离,并电话咨询专业人员处理。

【实训结果】

1. 通过铁磁性物体抛射实验,增加对 MRI 检查安全性的认知。

2. 认识铁磁性物体吸入的危险性。

3. 书写实训报告和体会。

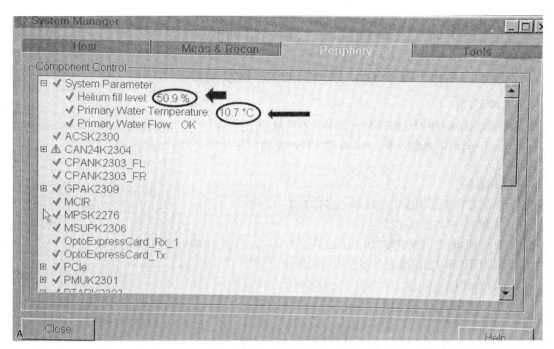

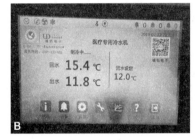

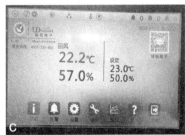

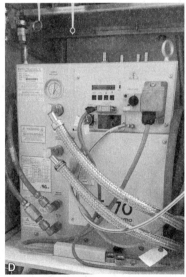

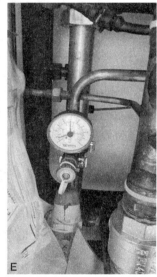

图 1-3 MRI 附属设备的各种技术参数

A. 液氦水平（粗箭头）和初级水冷温度（细箭头）；B. 水冷机控制面板；C. 空调控制面板（温度和湿度）；D. 液氦压缩机；E. 液氦压力表

（张多　周学军　孔祥闯　贾中正）

实训二 自旋回波（SE）序列的图像信号特点

操作一 自旋回波（SE）序列的成像参数及图像信号特点

【技术要点】

自旋回波（SE）序列是磁共振成像最基本的脉冲序列，在一个 TR 周期内包括一个 90°激励脉冲，及最少一个 180°聚相脉冲。90°射频脉冲产生横向磁化矢量，180°脉冲使相位重聚产生自旋回波信号。

【实训目的】

1. 熟悉磁共振成像仪工作状态和操作界面。

2. 掌握 SE 序列的基本原理。

3. 学会在 SE 序列中调整 TR 和 TE 获取 T_1WI、T_2WI 及 PDWI，并分析其特点。

4. 掌握 TR 和 TE 值改变对图像质量的影响。

【实训器材】

1. 磁共振成像仪（模拟磁共振成像仪的电脑软件）。

2. MRI 射频线圈。

3. 检查自愿者（受检者），激光胶片和打印机。

【实训学时】

2 学时。

【实训注意事项】

1. 严格遵守 MRI 设备的操作流程。

2. 确认进入磁体间的实训人员及受检者无磁共振成像检查禁忌证。

3. 做好受检者检查前准备并与其充分沟通以取得配合。

【实训步骤】

1. 检查前准备

（1）启动计算机，开启射频单元及梯度放大器电源。

（2）启动扫描计算机进入扫描界面。

（3）认真核对 MRI 检查申请单，明确检查目的和要求。

（4）实训人员及受检者进入磁体间前应去除所有磁性物品（如硬币、钥匙、手表、手机、磁卡、发夹等）并妥善保管；确认实训人员与受检者无磁共振检查禁忌证。

（5）向受检者讲述检查过程，消除恐惧心理，争取检查时合作。

2. 线圈选择　选择头颅相控阵线圈。

3. 体位摆放　受检者呈仰卧位，头先进，头部置于线圈内，定位中心位于鼻根或眉间，定位灯纵向连线对准头颅正中矢状面，横向连线平行于双眼外眦，激光灯打开后闭眼，以免灼伤眼睛。移动床面至定位灯对准线圈中心，锁定位置后进床至磁体中心。

4. 检查方法与流程

（1）熟悉磁共振成像仪工作状态和操作界面。

（2）从扫描列表中选择 SE 序列。

（3）选择 TR（300~600ms）和 TE（10~25ms）获得 T_1WI，观察图像对比度及扫描时间；选择 TR（1 500~2 500ms）和 TE（80~120ms）获得 T_2WI，观察图像对比度及扫描时间；选择 TR（1 500~

2 500ms)和 TE(10～25ms)获得 PDWI,观察图像对比度及扫描时间。做好数值的记录工作。

（4）扫描结束后观察图像是否符合质量控制要求。

（5）将受检者移出磁体间,关闭磁屏蔽门,检查结束。

【实训结果】

1. 通过调节不同 TR 和 TE 值,观察同一组织在 T_1WI、T_2WI 和 PDWI 中的信号特点,掌握其对图像质量的影响。

2. 通过实训,对 SE 序列扫描参数进行合理修改,达到图像质量控制的目的。

3. 书写实训报告和体会。

操作二 快速自旋回波（FSE）序列的成像参数及图像信号特点

【技术要点】

快速自旋回波(FSE)序列是在一个 TR 周期内首先发射一个 90°射频脉冲,然后相继发射多个 180°聚相脉冲,形成多个自旋回波填充到 K 空间,从而成倍缩短扫描时间的脉冲序列。

【实训目的】

1. 熟悉磁共振成像仪工作状态和操作界面。

2. 掌握 FSE 序列的基本原理。

3. 掌握 FSE 序列中 ETL、ES 的定义。

4. 学会在 FSE 序列中选用不同的 ETL,观察其对图像质量的影响。

【实训器材】

1. 磁共振成像仪(模拟磁共振成像仪的电脑软件)。

2. MRI 射频线圈。

3. 检查自愿者(受检者),激光胶片和打印机。

【实训学时】

1 学时。

【实训注意事项】

1. 严格遵守 MRI 设备的操作流程。

2. 确认进入磁体间的实训人员及受检者无磁共振成像检查禁忌证。

3. 做好受检者检查前准备并与其充分沟通以取得配合。

【实训步骤】

1. 检查前准备

（1）启动计算机,开启射频单元及梯度放大器电源。

（2）启动扫描计算机进入扫描界面。

（3）认真核对 MRI 检查申请单,明确检查目的和要求。

（4）实训人员及受检者进入磁体间前应去除所有磁性物品(如硬币、钥匙、手表、手机、磁卡、发夹等)并妥善保管;确认实训人员与受检者无磁共振检查禁忌证。

（5）向受检者讲述检查过程,消除恐惧心理,争取检查时合作。

2. 线圈选择 选择头颅相控阵线圈。

3. 体位摆放 受检者呈仰卧位,头先进,头部置于线圈内,定位中心位于鼻根或眉间,定位灯纵向连线对准头颅正中矢状面,横向连线平行于双眼外眦,激光灯打开后闭眼,以免灼伤眼睛。移动床面至定位灯对准线圈中心,锁定位置后进床至磁体中心。

4. 检查方法与流程

（1）熟悉磁共振成像仪工作状态和操作界面。

（2）从扫描列表中选择 FSE T_2WI 序列。

（3）分别用 ETL＝5、ETL＝10 及 ETL＝20,对比观察扫描时间的变化、图像对比度、模糊度及脂肪信号的变化,分析图像特点并做好数值的记录工作。

（4）扫描结束后将受检者移出磁体间,关闭磁屏蔽门。

【实训结果】

1. 通过调节 ETL,观察同一组织在不同 ETL 时的信号特点,掌握其对图像质量的影响。

2. 通过实训,能熟悉 FSE 序列扫描参数的合理设置。

3. 书写实训报告和体会。

（曹琰　孔祥闯）

实训三　梯度回波（GRE）序列的图像信号特点

操作一　梯度回波（GRE）序列的成像参数及图像信号特点

【技术要点】

GRE 脉冲序列采用小角度脉冲激发,通过读出梯度场正反向切换产生回波。其扫描速度快,能提供较满意的信噪比,故临床采用较多。GRE 脉冲序列具有多种类型,包括:普通 GRE 脉冲序列、扰相 GRE 脉冲序列、稳态 GRE 脉冲序列等。其中,普通 GRE 序列最为成熟,临床应用广泛。部分 GRE 序列能实时成像,为介入学在 MRI 领域的应用提供可能。

【实训目的】

1. 熟悉磁共振成像仪工作状态和操作界面。

2. 掌握 GRE 序列的基本原理。

3. 掌握 GRE 序列主要参数对图像的影响。

4. 学会在 GRE 序列中调整 TR、TE 和翻转角获取 T_1WI、T_2^*WI 及 PDWI,并分析其特点。

5. 掌握 GRE 序列 T_1WI、T_2^*WI、PDWI 与 SE 序列 T_1WI、T_2WI、PDWI 的区别。

【实训器材】

1. 磁共振成像仪(模拟磁共振成像仪的电脑软件)。

2. MRI 射频线圈。

3. 检查自愿者(受检者),激光胶片和打印机。

【实训学时】

1 学时。

【实训注意事项】

1. 严格遵守设备的操作流程。

2. 确认进入磁体间的实训人员及受检者无磁共振成像检查禁忌证。

3. 受检者做好检查前准备并与其充分沟通取得配合。

【实训步骤】

1. 检查前准备

（1）启动计算机,开启射频单元及梯度放大器电源。

（2）启动扫描计算机进入扫描界面。

（3）认真核对 MRI 检查申请单,明确检查目的和要求。

（4）实训人员及受检者进入磁体间前应去除所有磁性物品(如硬币、钥匙、手表、手机、磁卡、发夹等)并妥善保管;确认实训人员与受检者无磁共振成像检查禁忌证。

（5）向受检者讲述检查过程,消除恐惧心理,争取检查时合作。

2. 线圈选择 选择头颅相控阵线圈。

3. 体位摆放 受检者呈仰卧位,头先进,头部置于线圈内,定位中心位于鼻根或眉间,定位灯纵向连线对准头颅正中矢状面,横向连线平行于双眼外眦,激光灯打开后闭眼,以免灼伤眼睛。移动床面至定位灯对准线圈中心,锁定位置后进床至磁体中心。

4. 检查方法与流程

（1）熟悉磁共振成像仪工作状态和操作界面。

（2）从扫描列表中选择 GRE 序列。

（3）以 TR<50ms 为短 TR 、TR 在 50~200ms 为中等、TR>200ms 为长 TR,设置不同的 TR,观察图像对比度及扫描时间的变化。

（4）固定 TR 为 50ms,把翻转角分别设置为 5°~20°、20°~70°、70°~110°(其中不包括 90°),观察图像对比的变化。

（5）以 TE≤10ms 为短 TE 、TE>15ms 为长 TE,设置不同的 TE,观察图像的对比变化。

（6）通过设置合适的翻转角、TE 及 TR,获得不同的加权像。

（7）做好数值的记录工作。

（8）检查结束后将受检者移出磁体间,关闭磁屏蔽门。

【实训结果】

1. 梯度回波序列中,组织对比受 TR、TE 及翻转角的共同影响,其中,后两者是影响对比的重要参数。通过调节翻转角度和 TE 值,观察同一组织在 T_1WI、T_2^*WI 中的信号特点,掌握其对图像质量的影响。

2. 通过实训,对 GRE 序列扫描参数进行合理设置,达到图像质量控制要求。

3. 书写实训报告和体会。

操作二 稳态自由进动序列的成像参数及图像信号特点

【技术要点】

稳态自由进动序列中以真实稳态进动快速成像序列运用广泛,是聚相位 GRE 脉冲序列中常用的一种。它是在下一次小角度 RF 脉冲激发前,层面选择、相位编码、频率编码三个方向上均施加聚相位梯度场,使编码梯度场造成的质子群失相位得到纠正,在纵向和横向上都达到了真正的稳态,故而得名。

【实训目的】

1. 熟悉磁共振成像仪工作状态和操作界面。

2. 掌握 GRE 序列及真稳态进动快速序列的基本原理。

3. 学会在 GRE 序列中调整 TR、TE 和偏转角等来获取真实稳态进动序列的图像。

4. 掌握真稳态进动快速序列的图像特点。

5. 掌握真稳态进动快速序列的临床应用。

【实训器材】

1. 磁共振成像仪(模拟磁共振成像仪的电脑软件)。

2. MRI 射频线圈。

3. 检查自愿者(受检者),激光胶片和打印机。

【实训学时】

1 学时。

【实训注意事项】

1. 严格遵守设备的操作流程。

2. 确认进入磁体间的实训人员及受检者无磁共振成像检查禁忌证。

3. 受检者做好检查前准备并与其充分沟通取得配合。

【实训步骤】

1. 检查前准备

(1) 启动计算机,开启射频单元及梯度放大器电源。

(2) 启动扫描计算机进入扫描界面。

(3) 认真核对 MRI 检查申请单,明确检查目的和要求。

(4) 实训人员及受检者进入磁体间前应去除所有磁性物品(如硬币、钥匙、手表、手机、磁卡、发夹等)并妥善保管;确认实训人员与受检者无磁共振检查禁忌证。

(5) 向受检者讲述检查过程,消除恐惧心理,争取检查时合作。

2. 线圈选择 选择体部相控阵线圈。

3. 体位摆放 受检者呈仰卧位,头先进,双臂置于身体两侧或上举。剑突下缘置于线圈中心,将呼吸门控感应器置于线圈与上腹壁之间。定位灯纵向连线对准人体正中线,横向连线对准线圈中心,观察呼吸门控波形显示良好后,进床至磁体中心;同时做好屏气和呼吸训练。

4. 检查方法与流程

(1) 熟悉磁共振成像仪工作状态和操作界面。

(2) 从扫描列表中选择真稳态进动快速序列。

(3) 选择合适的 TR、TE 及翻转角获得肝脏真实稳态进动序列图像,观察上腹部软组织(肝实质)信号、液体(含血液、胆汁、脑脊液)信号特点;观察软组织与液体的信号对比。

(4) 采用 FSE-T$_2$WI 序列获得上腹部图像,观察其图像特点,同时与真实稳态进动序列图像进行对比,观察两种序列图像的不同之处。

(5) 做好数值的记录工作。

(6) 检查结束将受检者移出磁体间,关闭磁屏蔽门。

【实训结果】

1. 真稳态进动序列采用超短 TR、TE 及较大翻转角,得到的软组织和液体信号与其他序列有明显不同之处,常用于制造液体和软组织之间的对比。

2. 通过实训,能应用技术手段减少真实稳态进动序列磁敏感伪影,满足图像质量控制要求。

3. 书写实训报告和体会。

(夏晓 孔祥闯)

实训四 脂肪抑制技术及血管成像技术

操作一 脂肪抑制技术

【技术要点】

脂肪抑制技术是采用特殊的方法使脂肪组织不产生 MR 信号的应用技术。合理使用脂肪抑制技术不仅可以明显改善图像质量、提高病变检出率,而且还可以为鉴别诊断提供重要信息。

【实训目的】

1. 熟悉 MR 脂肪抑制技术的原理。

2. 掌握 MR 脂肪抑制技术的适应证。

3. 掌握 MR 脂肪抑制技术的扫描方法。

4. 掌握 MR 脂肪抑制技术的图像特点。

【实训器材】

1. 磁共振成像仪(模拟磁共振成像仪的电脑软件)。

2. MRI 射频线圈。

3. 检查自愿者(受检者),激光胶片和打印机。

【实训学时】

1 学时。

【实训注意事项】

1. 严格遵守 MRI 设备的操作流程。

2. 确认进入磁体间的实训人员及受检者无磁共振检查禁忌证。

3. 做好受检者检查前准备并与其充分沟通以取得配合。

【实训步骤】

1. 检查前准备

(1) 启动计算机,开启射频单元及梯度放大器电源。

(2) 启动扫描计算机进入扫描界面。

(3) 认真核对 MRI 检查申请单,明确检查目的和要求。

(4) 实训人员及受检者进入磁体间前应去除所有磁性物品(如硬币、钥匙、手表、手机、磁卡、发夹等)并妥善保管;确认实训人员与受检者无磁共振检查禁忌证。

(5) 向受检者讲述检查过程,消除恐惧心理,争取检查时合作。

2. 线圈选择 选择脊柱线圈或头颈联合线圈。

3. 体位摆放 受检者仰卧位,头先进,双臂置于身体两侧,人体长轴与床面长轴一致。颈部线圈中心对准甲状软骨水平,定位灯纵向连线对准颈部正中线,横向连线对准甲状软骨水平,锁定位置后进床至磁体中心。

4. 检查方法与流程

(1) 熟悉磁共振扫描仪工作状态和操作界面。

(2) 从扫描列表中选择颈椎(脊柱)序列。

(3) 分别采用短反转时间反转恢复(STIR)技术及化学位移频率选择饱和技术(SPAIR)对颈椎进行脂肪抑制扫描,观察图像是否达到质量控制要求。

(4) 观察两种脂肪抑制技术的图像特征。

(5) 做好数值的记录工作。

(6) 将受检者移出磁体间,关闭磁屏蔽门,检查结束。

【实训结果】

1. 通过实训,熟练掌握两种脂肪抑制技术的扫描方法。

2. 通过实训,熟悉两种脂肪抑制技术的基本原理。

3. 通过实训,掌握两种脂肪抑制技术对同一部位脂肪组织抑制后的图像信号特点。

4. 通过实训,掌握两种脂肪抑制技术的临床应用。

5. 书写实训报告和体会。

操作二 血管成像技术

【技术要点】

磁共振血管成像技术是利用 MRI 描绘解剖组织中血流路径,仅产生血管影像的方法。它可提供血流的形态、方向、流速、流量等信息。近年来,MRA 技术日趋成熟。常用 MRA 成像方法主要有三种:时间飞越法(TOF)、相位对比法(PC)和对比增强 MRA(CE-MRA)。前两者为非增强 MRA 技术,是利用血液的流动效应来成像;CE-MRA 则是利用对比剂的引入改变血流弛豫时间来使血管显影。

【实训目的】

1. 熟悉 TOP 法、PC 法及 CE-MRA 技术原理。

2. 掌握 TOP 法、PC 法及 CE-MRA 的适应证。

3. 掌握 TOP 法、PC 法及 CE-MRA 的扫描方法。

4. 掌握 TOP 法、PC 法及 CE-MRA 的图像特点。

【实训器材】

1. 磁共振成像仪(模拟磁共振成像仪的电脑软件)。

2. MRI 射频线圈。

3. 钆对比剂 15~30ml。

4. 双管专用 MR 高压注射器及相应消毒物品。

5. MR 专用抢救车一台。

6. 检查自愿者(受检者),激光胶片和打印机。

【实训学时】

1 学时。

【实训注意事项】

1. 严格遵守 MRI 设备的操作流程。

2. 确认进入磁体间的实训人员及受检者无磁共振成像检查禁忌证。

3. 做好受检者检查前准备并与其充分沟通以取得配合。

【实训步骤】

1. 检查前准备

(1) 启动计算机,开启射频单元及梯度放大器电源。

(2) 启动扫描计算机进入扫描界面。

(3) 认真核对 MRI 检查申请单,明确检查目的和要求。

(4) 签署 MRI 对比剂检查知情同意书。

(5) CE-MRA 检查预埋留置针。

(6) 实训人员及受检者进入磁体间前应去除所有磁性物品(如硬币、钥匙、手表、手机、磁卡、发夹等)并妥善保管;确认实训人员与受检者无磁共振成像检查禁忌证。

(7) 向受检者讲述检查过程,消除恐惧心理,争取检查时合作。

2. 线圈选择 选择头颈相控阵线圈。

3. 体位摆放 受检者呈仰卧位,头先进,头(颈)部置于线圈内,定位中心位于鼻根或眉间(下颌骨颏部),定位灯纵向连线对准头颈正中矢状面,横向连线平行于双眼外眦(下颌骨颏部),激光灯打开后闭眼,以免灼伤眼睛。移动床面至定位灯对准线圈中心,锁定位置后进床至磁体中心。

4. 检查方法与流程

（1）熟悉磁共振成像仪工作状态和操作界面。

（2）从扫描列表中分别选择头部 3D TOF-MRA、3D PC-MRA 及 CE-MRA 序列。

（3）分别用头部 3D TOF-MRA 序列显示颅内动脉、3D PC-MRA 序列显示颅内静脉及 CE-MRA 序列显示颅内动静脉,观察血管显示情况是否符合质量控制要求。

（4）观察三种 MR 血管成像技术的图像特征。

（5）做好数值的记录工作。

（6）将受检者移出磁体间,关闭磁屏蔽门,检查结束。

【实训结果】

1. 通过实训,熟练掌握颅脑 TOP 法、PC 法及 CE-MRA 的扫描方法。

2. 通过实训,熟悉 TOP 法、PC 法及 CE-MRA 的基本原理。

3. 通过实训,掌握 TOP 法、PC 法及 CE-MRA 技术显示颅内血管的图像特征。

4. 通过实训,掌握钆对比剂的使用注意事项及禁忌证。

5. 通过实训,掌握 TOP 法、PC 法及 CE-MRA 的临床应用。

6. 书写实训报告和体会。

（黄燕涛 田俊）

实训五 MR 功能成像技术

操作一 弥散加权成像

【技术要点】

弥散加权成像（DWI）又称为扩散加权成像,是研究活体水分子微观运动的成像方法,主要依赖于水分子弥散运动产生磁共振信号变化来形成 MR 图像,是唯一能够检测活体组织内水分子弥散运动的无创性成像技术。

【实训目的】

1. 熟悉 MR 弥散加权成像技术的原理。

2. 掌握 MR 弥散加权成像技术的临床应用。

3. 掌握 MR 弥散加权成像技术的扫描方法。

4. 掌握 MR 弥散加权成像技术的图像特点。

【实训器材】

1. 磁共振成像仪（模拟磁共振成像仪的电脑软件）。

2. MRI 射频线圈。

3. 检查自愿者（受检者）,激光胶片和打印机。

【实训学时】

1 学时。

【实训注意事项】

1. 严格遵守设备的操作流程。

2. 确认进入磁体间的实训人员及受检者无磁共振成像检查禁忌证。

3. 受检者做好检查前准备并与其充分沟通取得配合。

【实训步骤】

1. 检查前准备

（1）启动计算机,开启射频单元及梯度放大器电源。

（2）启动扫描计算机进入扫描界面。

（3）认真核对 MRI 检查申请单,明确检查目的和要求。

（4）实训人员及受检者进入磁体间前应去除所有磁性物品(如硬币、钥匙、手表、手机、磁卡、发夹等)并妥善保管;确认实训人员与受检者无磁共振成像检查禁忌证。

（5）向受检者讲述检查过程,消除恐惧心理,争取检查时合作。

2. 线圈选择　选择头颅相控阵线圈。

3. 体位摆放　受检者呈仰卧位,头先进,头部置于线圈内,定位中心位于鼻根或眉间,定位灯纵向连线对准头颅正中矢状面,横向连线平行于双眼外眦,激光灯打开后闭眼,以免灼伤眼睛。移动床面至定位灯对准线圈中心,锁定位置后进床至磁体中心。

4. 检查方法与流程

（1）熟悉磁共振成像仪工作状态和操作界面。

（2）从扫描列表中选择弥散加权成像序列。

（3）分别采用不同的 b 值(选取 $b = 0$、$b = 50s/mm^2$、$b = 200s/mm^2$、$b = 1\ 000s/mm^2$),观察图像对比度、信号强度、信噪比的变化。

（4）观察 DWI 图与 ADC 图的不同之处。

（5）做好数值的记录工作。

（6）将受检者移出磁体间,关闭磁屏蔽门,检查结束。

【实训结果】

1. 通过实训,熟练掌握弥散加权成像技术的扫描方法。

2. 通过实训,熟悉弥散加权成像技术的基本原理。

3. 通过实训,掌握弥散加权成像技术中不同 b 值对图像对比度、信号强度、信噪比的影响。

4. 通过实训,掌握 DWI 图与 ADC 图的区别和联系。

5. 通过实训,掌握弥散加权成像技术的临床应用。

6. 书写实训报告和体会。

操作二　磁敏感加权成像

【技术要点】

磁敏感加权成像(SWI)是一个三维采集、完全流动补偿、高分辨薄层重建的 T_2^*WI 梯度回波序列,与传统的 T_1WI、T_2WI 及 PDWI 相比,SWI 可充分显示组织内在磁敏感特性的差别,如静脉血管、出血(红细胞不同时期的降解产物)、钙化、铁沉积等。目前临床上常用于中枢神经系统。

【实训目的】

1. 熟悉 MR 磁敏感加权成像技术的原理。

2. 掌握 MR 磁敏感加权成像技术的临床应用。

3. 掌握 MR 磁敏感加权成像技术的扫描方法。

4. 掌握 MR 磁敏感加权成像技术的图像特点。

【实训器材】

1. 磁共振成像仪(模拟磁共振成像仪的电脑软件)。

2. MRI 射频线圈。

3. 检查自愿者(受检者),激光胶片和打印机。

【实训学时】

1学时。

【实训注意事项】

1. 严格遵守设备的操作流程。

2. 确认进入磁体间的实训人员及受检者无磁共振成像检查禁忌证。

3. 受检者做好检查前准备并与其充分沟通取得配合。

【实训步骤】

1. 检查前准备

(1) 启动计算机,开启射频单元及梯度放大器电源。

(2) 启动扫描计算机进入扫描界面。

(3) 认真核对MRI检查申请单,明确检查目的和要求。

(4) 实训人员及受检者进入磁体间前应去除所有磁性物品(如硬币、钥匙、手表、手机、磁卡、发夹等)并妥善保管;确认实训人员与受检者无磁共振成像检查禁忌证。

(5) 向受检者讲述检查过程,消除恐惧心理,争取检查时合作。

2. 线圈选择　选择颅脑相控阵线圈。

3. 体位摆放　受检者呈仰卧位,头先进,头部置于线圈内,定位中心位于鼻根或眉间,定位灯纵向连线对准头颅正中矢状面,横向连线平行于双眼外眦,激光灯打开后闭眼,以免灼伤眼睛。移动床面至定位灯对准线圈中心,锁定位置后进床至磁体中心。

4. 检查方法与流程

(1) 熟悉磁共振成像仪工作状态和操作界面。

(2) 从扫描列表中选择磁敏感加权成像序列。

(3) 设置序列参数。

(4) 扫描结束后,观察磁敏感加权成像强度图、相位图、SWI图和mIP图。

(5) 做好数值的记录工作。

(6) 将受检者移出磁体间,关闭磁屏蔽门,检查结束。

【实训结果】

1. 通过实训,熟练掌握磁敏感加权成像技术的扫描方法。

2. 通过实训,了解磁敏感加权成像技术的基本原理。

3. 观察磁敏感加权成像强度图、相位图、SWI图和mIP图四种图像的特点。

4. 通过实训,掌握磁敏感加权成像技术的临床应用。

5. 书写实训报告和体会。

(胡劲松　罗昆)

实训六　MR成像参数设置与伪影识别

操作一　MR成像参数对图像质量的影响

【技术要点】

MR成像参数是技术人员在MRI过程中进行控制和调整的所有参数,其变化将直接影响图像质量。这些参数可以分成对比参数、空间分辨参数及其他参数等。对比参数主要影响MR图像对比,如 TR、TE、TI、翻转角(FA)等;空间分辨参数主要影响 MR 图像空间分辨力,如扫描野(FOV)、相位编码数、频率编码数及影响 MR 扫描范围的层厚、层间距等;其他参数包括静磁场强度、射频带宽、信号采集次数等,它们跟 TR、TE、TI、FA、层厚、层间距等一样,都会影响 MR 图像信噪比。合理设置 MR 成像参数,能够在最短采集时间内获得优质 MR 图像。

【实训目的】

1. 熟悉磁共振成像仪工作状态和操作界面。

2. 掌握 MR 成像参数含义。

3. 熟悉 MR 成像参数与 MR 图像质量之间的关系。

4. 学会协调各种 MR 成像参数,获得图像质量与成像时间之间的平衡。

【实训器材】

1. 磁共振成像仪(模拟磁共振成像仪的电脑软件)。

2. MRI 射频线圈。

3. 检查自愿者(受检者),激光胶片和打印机。

【实训学时】

2 学时。

【实训注意事项】

1. 严格遵守 MRI 设备的操作流程。

2. 确认进入磁体间的实训人员及受检者无磁共振成像检查禁忌证。

3. 做好受检者检查前准备并与其充分沟通以取得配合。

【实训步骤】

1. 检查前准备

(1) 启动计算机,开启射频单元及梯度放大器电源。

(2) 启动扫描计算机进入扫描界面。

(3) 实训人员及受检者进入磁体间前应去除所有磁性物品(如硬币、钥匙、手表、手机、磁卡、发夹等)并妥善保管;确认实训人员与受检者无磁共振成像检查禁忌证。

(4) 向受检者讲述检查过程,消除恐惧心理,争取检查时合作。

2. 线圈选择 选择头颅相控阵线圈。

3. 体位摆放 受检者呈仰卧位,头先进,头部置于线圈内,定位中心位于鼻根或眉间,定位灯纵向连线对准头颅正中矢状面,横向连线平行于双眼外眦,激光灯打开后闭眼,以免灼伤眼睛。移动床面至定位灯对准线圈中心,锁定位置后进床至磁体中心。

4. 检查方法与流程

(1) 熟悉磁共振成像仪工作状态和操作界面。

(2) 从扫描列表中分别选择 FSE 序列、IR 序列及 GRE 序列。

(3) 调整 FSE 序列中对比参数 TR、TE 后扫描,观察对 MR 图像对比的影响;调整空间分辨参数 FOV、相位编码数与频率编码数、层厚与层间距大小后扫描,观察对 MR 图像空间分辨力的影响;调整其他参数 ETL、射频带宽、信号采集次数大小后扫描,观察对 MR 图像信噪比的影响。

(4) 调整 IR 序列中对比参数 TI 后扫描,观察对 MR 图像对比的影响。

(5) 调整 GRE 序列中对比参数 FA 后扫描,观察对 MR 图像对比的影响。

(6) 扫描结束后,观察图像是否符合质量控制要求。

(7) 将受检者移出磁体间,关闭磁屏蔽门,检查结束。

(8) 观察、测量并记录不同扫描序列 MR 成像参数调整后对图像质量的影响。

【实训结果】

1. 通过实训,了解 MR 成像参数的具体组成及含义。

2. 通过实训,加深 MR 成像参数调整对图像质量影响的理解。

3. 通过实训,学会对 MR 成像参数进行合理设置,达到图像质量控制目的。

4. 书写实训报告和体会。

操作二 常见 MRI 伪影的识别和处理

【技术要点】

MRI 伪影是在磁共振成像过程中,由于各种原因出现了一些人体本身不存在的图像信息,表现为图像变形、重叠、缺失、模糊等,也称假影或鬼影。根据伪影产生的原因,可将其分为磁场相关伪影、运动与流动伪影、图像处理伪影及其他伪影等。出现 MRI 伪影的原因与其扫描序列以及成像参数繁多、成像过程复杂等有关。由于原因不同,所产生的伪影表现也各异。只有正确了解伪影产生的原因以及各种伪影的图像特征,方能有效地限制、抑制以至消除伪影。

【实训目的】

1. 熟悉磁共振成像仪工作状态和操作界面。

2. 认识常见 MRI 伪影的图像特征。

3. 了解常见 MRI 伪影的产生原因。

4. 掌握减少或消除常见 MRI 伪影的方法。

【实训器材】

1. 磁共振成像仪(模拟磁共振成像仪的电脑软件)。

2. MRI 射频线圈。

3. 检查自愿者(受检者),激光胶片和打印机。

【实训学时】

2 学时。

【实训注意事项】

1. 严格遵守 MRI 设备的操作流程。

2. 确认进入磁体间的实训人员及受检者无磁共振成像检查禁忌证。

3. 做好受检者检查前准备并与其充分沟通以取得配合。

【实训步骤】

1. 检查前准备

(1) 启动计算机,开启射频单元及梯度放大器电源。

(2) 启动扫描计算机进入扫描界面。

(3) 实训人员及受检者进入磁体间前应去除所有磁性物品(如硬币、钥匙、手表、手机、磁卡、发夹等)并妥善保管;确认实训人员与受检者无磁共振检查禁忌证。

(4) 向受检者讲述检查过程,消除恐惧心理,争取检查时合作。

2. 线圈选择 选择头颅相控阵线圈。

3. 体位摆放 受检者呈仰卧位,头先进,头部置于线圈内,定位中心位于鼻根或眉间,定位灯纵向连线对准头颅正中矢状面,横向连线平行于双眼外眦,激光灯打开后闭眼,以免灼伤眼睛。移动床面至定位灯对准线圈中心,锁定位置后进床至磁体中心。

4. 检查方法与流程

(1) 先让受检者佩戴假发进行扫描,观察扫描图像是否出现空间错位而严重失真变形或明显异常高/低混杂信号,出现此现象即为金属伪影。接下来去除受检者假发后进行扫描,观察金属伪影是否消失。

（2）先选择 GRE 或 EPI 序列进行横断面扫描,观察颅底部分(组织/空气、软组织/骨组织界面)图像是否出现扭曲、变形、混乱、信号丢失或异常高信号,出现此现象即为磁化率伪影。接下来选择 FSE 序列进行扫描,观察同层面磁化率伪影是否减少或消失。

（3）先进行双侧眼眶斜矢状面扫描,观察两侧定位线交叉部位图像是否出现低信号或信噪比非常低,此现象即为层间干扰伪影。接下来调整定位线方向使交叉部位避开感兴趣区,观察感兴趣区层间干扰伪影是否消失或离开感兴趣区。

（4）先打开 MR 磁体间大门进行扫描(最好附近有其他 MR 设备或移动电话等无线电发射装置正在工作),观察扫描图像是否出现一条或几条与频率编码方向相垂直的噪声线,出现此现象即为射频噪声干扰伪影。接下来关闭 MR 磁体间大门进行扫描,观察射频噪声干扰伪影是否减少或消失。

（5）先选择一个小于颅脑实际大小的 FOV 进行扫描,观察扫描图像是否出现 FOV 外组织卷褶到对侧并重叠到图像另一侧,出现此现象即为卷褶伪影。接下来增大 FOV,使之大于颅脑范围,观察卷褶伪影是否消失。

（6）先选择较少的采集次数和采集时间进行颅脑横断面扫描,观察扫描图像中颅骨与脑表面是否出现交替的环形黑白条纹,出现此现象即为截断伪影。接下来减小射频带宽以增加采样时间,观察截断伪影是否减少或消失。

（7）先在颅脑晃动时进行颅脑横断面扫描,观察扫描图像是否出现在相位编码方向上的弧状或半弧状图像模糊影,此现象即为随机自主运动伪影。接下来告知受检者保持颅脑静止不动扫描,观察随机自主运动伪影是否减少或消失。

（8）将受检者移出磁体间,关闭磁屏蔽门,检查结束。

（9）观察并记录 MRI 常见伪影的图像特征及减少或消除的方法。

【实训结果】

1. 通过实训,了解常见 MRI 伪影的产生原因。

2. 通过实训,学会识别常见 MRI 伪影。

3. 通过实训,掌握常见 MRI 伪影的处理方法。

4. 书写实训报告和体会。

（罗昆 周学军 田俊）

实训七 熟悉 MRI 检查流程

【技术要点】

为了更好地开展 MRI 检查,除了应具备 MRI 的基础知识外,还必须熟悉 MRI 检查流程。MRI 检查流程包括被检者登记、检查前准备、扫描体位设计、线圈选择、扫描定位、扫描操作、图像显示与 PACS 传输、重建及后处理等。

【实训目的】

1. 了解磁共振成像仪工作状态和操作界面。

2. 熟悉 MRI 检查流程包含哪些步骤。

3. 掌握 MRI 检查流程的各个具体步骤。

【实训器材】

1. 磁共振成像仪(模拟磁共振成像仪的电脑软件)。

2. MRI 射频线圈。

3. 检查自愿者(受检者),激光胶片和打印机。

【实训学时】

2 学时。

【实训注意事项】

1. 严格遵守 MRI 设备的操作流程。

2. 确认进入磁体间的实训人员及受检者无磁共振成像检查禁忌证。

3. 做好受检者检查前准备并与其充分沟通以取得配合。

【实训步骤】

1. 被检者登记　被检者登记时,先核对病史资料,根据 MRI 检查申请单进行登记,并询问有无 MRI 检查禁忌证。对有金属避孕环被检者进行盆腔部位扫描时,嘱妇科取环后再行检查;对育龄期妇女进行子宫、乳腺扫描时,建议在月经开始的 7~10d 进行;对腹部、盆腔被检者,要求禁食 4h 以上。确认无禁忌证后,发给检查预约单,嘱受检者认真阅读。

2. 检查前准备

(1) 启动计算机,开启射频单元及梯度放大器电源。

(2) 启动扫描计算机进入扫描界面。

(3) 认真核对 MRI 检查申请单,明确检查目的和要求。

(4) 实训人员及受检者进入磁体间前应去除所有磁性物品(如硬币、钥匙、手表、手机、磁卡、发夹等)并妥善保管;再次确认实训人员与受检者无磁共振成像检查禁忌证。

(5) 向受检者讲述检查过程,消除恐惧心理,争取检查时合作。

(6) 对于婴幼儿及躁动受检者,应在临床医师指导下适当给予镇静处理。

(7) 对于危重受检者,原则上不做 MRI 检查,如必须检查,应备齐抢救器械和药品,由有经验的临床医师陪同,并告知不能在磁体室内抢救。

(8) 对于 MR 增强的受检者,必须做好增强检查前准备,包括高压注射器的准备和被检者静脉通道的准备等。

3. 体位设计　体位根据受检者的舒适度,并考虑到与射频线圈的关系而设计。大多数 MRI 检查时采用仰卧位,但一些特殊部位则采用其他体位,如乳腺 MRI 检查时采取俯卧位、腕关节 MRI 检查时采用侧卧位。

4. 线圈选择　按照不同的检查部位、检查范围和不同的检查目的应用相应的线圈(图 1-4)。

5. 定位与扫描技术选择　定位时,必须按照其标准解剖姿势如实输入受检者的真实体位和进床方向。在选择扫描序列和检查平面时,必须遵循 MRI 检查原则,做到既能显示正常异常结构,又能反映病变特点。在设置扫描序列时,必须选择实际连接的线圈,严禁选择的线圈与其不匹配。在设置扫描参数时,注意从所选脉冲序列兼容的成像中选择对应选项,使 SNR、空间分辨力、层数达到最优化,并减少运动伪影。

6. 扫描操作　在 MR 扫描过程中,影像技术人员必须密切关注受检者的检查情况和 MRI 仪的工作状态:①对于生命体征不稳定的、注射对比剂后的受检者,尤要注意观察并保持与受检者通话畅通;②倾听扫描时磁体室的各种声音;③对于自动预扫描未能完成的序列,要特别注意观察 MRI 仪控制面板上的信息提示。在确认达到相应检查要求后,结束扫描。

7. 图像显示与 PACS 传输　原始数据在图像阵列处理器完成图像重建后,MR 图像立刻通

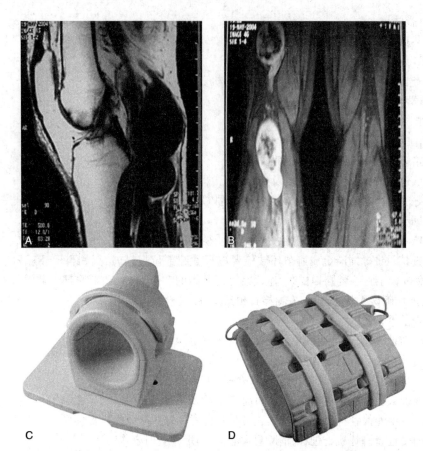

图 1-4 不同线圈的应用(膝关节 MRI)
A.矢状面 T_1WI;B.冠状面 T_1WI(增强);C.膝关节相控阵线圈;D.腹部相控阵线圈

过 PACS 传送至主控计算机的硬盘中。随后,这些图像通过 PACS 可供放射科医师和技师在控制台上查询、检索、浏览、窗宽窗位调节、标记、排版打印胶片、继续完成高级影像后处理等工作。这一系列过程均离不开 MR 图像的显示。

8. 重建及后处理 扫描后处理是在无须增加额外扫描时间的情况下,利用 MR 后处理工作站将获得的原始图像或数据进行重组或重建。目的是:①将不同的后处理软件应用于图像处理中以便获得更多的信息,如颅脑 DWI 后 ADC 值的计算与测量,便于临床更精确地了解受检组织水分子弥散状态;②去除不需要的信息,将有用的信息更好地显示出来。如三维增强 MR 血管造影时,我们利用工作站软件,先把注入对比剂前后的数据进行减影,再经 MIP 后处理,即能得到减影后的三维 MR-DSA 图像。这在血管性病变和与血管有关的肿瘤性病变的 MRI 检查时经常用到。

【实训结果】

1. 通过实训,熟悉 MRI 检查流程。

2. 通过实训,掌握 MRI 检查流程中被检者登记、检查前准备、体位设计、线圈选择、定位与扫描技术选择、扫描操作、图像显示与 PACS 传输、重建及后处理等步骤。

3. 书写实训报告和体会。

(罗昆 周学军 贾中正 田俊)

实训八 颅脑 MRI 检查技术

操作一 颅脑常规 MRI 检查

【技术要点】

颅脑 MRI 检查不但能够显示颅脑病变,而且有助于了解病变与毗邻结构的关系,为临床制订治疗计划和评估预后提供有价值的信息,已经成为诊断和鉴别诊断颅脑疾病的最重要的检查方法。

【实训目的】

1. 掌握颅脑 MRI 检查适应证和禁忌证。

2. 掌握颅脑 MRI 检查的步骤。

3. 掌握颅脑 MRI 检查的定位方法。

4. 掌握常规颅脑 MRI 的图像特点。

5. 熟悉颅脑 MRI 检查的序列选择。

【实训器材】

1. 磁共振成像仪。

2. 颅脑相控阵线圈。

3. 检查自愿者(受检者),激光胶片和打印机。

【实训学时】

1 学时。

【实训注意事项】

1. 严格遵守 MRI 设备操作规程。

2. 实训人员及受检者进入磁体间前应去除所有磁性物品(如硬币、钥匙、手表、手机、磁卡、发夹等)并妥善保管。

3. 确认进入磁体间的实训人员及受检者无磁共振成像检查禁忌证。

4. 签署 MRI 检查同意书。

【实训步骤】

1. 检查前准备

(1) 认真核对 MRI 检查申请单,了解病情,明确检查目的和要求。

(2) 向受检者讲述检查过程,消除恐惧心理,争取检查时合作。

2. 线圈选择 选择头颅相控阵线圈。

3. 体位设计 受检者呈仰卧位,听眦线(OML)和矢状面尽量与床面垂直。头先进,头部置于线圈内,定位中心位于鼻根或眉间,定位灯纵向连线对准头颅正中矢状面,横向连线平行于双眼外眦,激光灯打开后闭眼,以免灼伤眼睛。移动床面至定位灯对准线圈中心,锁定位置后进床至磁体中心。

4. 检查方法与流程

(1) 录入被检者的基本信息:如姓名、性别、年龄、ID 号、体重等。

(2) 选择颅脑 MRI 检查序列。

(3) 进入颅脑 MRI 检查部位界面,首先扫描定位像;然后进行横轴面(Ax)、冠状面(Cor)及矢状面(Sag)定位。①横断面与胼胝体前、后联合连线平行,中心位于脑干前缘,扫描方向由下至上,成像范围从听眦线至颅顶;②矢状面与大脑矢状裂平行,扫描方向由右至左,包括两侧颞叶;③冠状面与大脑矢状裂垂直,扫描方向由前至后,包括两侧额叶和枕叶。SFOV ≤ 240mm × 180mm。层厚/层间距为(5.5~6)mm/(1~2)mm。

(4) 扫描序列的选择:①常用颅脑 MRI 序列有横断面 T_1WI 序列、T_2WI 序列和 T_2Flair 序列,矢状面 T_2WI 序列;②辅助序列:疑有脂肪病变时加扫 T_1W 短翻转恢复脉冲序列(T_1W STIR),疑有急性脑梗时加扫弥散加权成像(DWI)序列,疑有颅内出血时增加磁敏感加权成像(SWI)序列。

(5) 发现占位性病变时,使用 T_1WI 序列进行 MR 增强扫描。增强扫描使用对比剂 Gd-DTPA,剂量为 0.1mmol/kg,肘静脉注射,动脉期或延迟期扫描。

(6) 将影像信息传输到 PACS。

(7) 排版和打印胶片,一般打印矢状面、冠状面、横断面 MR 影像。

(8) 将受检者移出磁体间,关闭磁屏蔽门,检查结束。

(9) 观察、测量并记录不同扫描序列所得颅脑 MR 图像的信噪比、对比噪声比及扫描时间。

【实训结果】

1. 通过实训,了解颅脑常规 MRI 检查全过程。

2. 通过实训,了解颅脑常规 MRI 检查临床应用。

3. 通过实训,掌握颅脑常规 MRI 检查的图像特点。

4. 书写实训报告和体会。

操作二 脑垂体 MRI 检查

【技术要点】

脑垂体 MRI 检查不但能够显示鞍区病变,而且有助于了解病变与毗邻结构的关系,为临床制订治疗计划和评估预后提供有价值的信息,已经成为诊断和鉴别诊断鞍区疾病的最重要的检查方法。

【实训目的】

1. 掌握脑垂体 MRI 检查适应证和禁忌证。

2. 掌握脑垂体 MRI 检查的步骤。

3. 掌握脑垂体 MRI 检查的定位方法。

4. 掌握脑垂体颅脑 MRI 的图像特点。

5. 熟悉脑垂体 MRI 检查的序列选择。

【实训器材】

1. 磁共振成像仪。

2. 颅脑相控阵线圈或头颈联合线圈。

3. 检查自愿者(受检者),激光胶片和打印机。

【实训学时】

1 学时。

【实训注意事项】

1. 严格遵守 MRI 设备操作规程。

2. 实训人员及受检者进入磁体间前应去除所有磁性物品(如硬币、钥匙、手表、手机、磁卡、发夹等)并妥善保管。

3. 确认进入磁体间的实训人员及受检者无磁共振成像检查禁忌证。

4. 签署 MRI 检查同意书。

【实训步骤】

1. 检查前准备

（1）认真核对 MRI 检查申请单,了解病情,明确检查目的和要求。

（2）向受检者讲述检查过程,消除恐惧心理,争取检查时合作。

2. 线圈选择　选择头颅相控阵线圈或头颈联合线圈。

3. 体位设计　受检者呈仰卧位,听眦线（OML）和矢状面尽量与床面垂直。头先进,头部置于线圈内,定位中心位于鼻根或眉间,定位灯纵向连线对准头颅正中矢状面,横向连线平行于双眼外眦,激光灯打开后闭眼,以免灼伤眼睛。移动床面至定位灯对准线圈中心,锁定位置后进床至磁体中心。

4. 检查方法与流程

（1）录入被检者的基本信息:如姓名、性别、年龄、ID 号、体重等。

（2）选择脑垂体 MRI 检查序列。

（3）进入脑垂体 MRI 检查部位界面,首先扫描定位像;然后进行冠状面（Cor）、矢状面（Sag）及横轴面（Ax）定位。①冠状面在矢状面上定位,定位线垂直于垂体窝以保证垂体高度测量准确,或平行于垂体柄以便于观察垂体柄的侧偏,横断面定位像上调整 FOV 旋转角度,成像范围从前床突至后床突;②矢状面在冠状面定位,定位线与大脑矢状裂平行,扫描方向由右至左,包括两侧视交叉;③横断面在矢状面上定位,定位线与胼胝体前、后联合连线平行,中心位于脑干前缘,扫描方向由下至上,成像范围从听眶线至颅顶。SFOV ≤ 200mm×180mm。层厚/层间距为（2~5）mm/（0.5~1）mm。

（4）扫描序列的选择:①常用脑垂体 MRI 序列有冠状面 T_1WI 序列和 T_2WI 序列,矢状面 T_2WI 序列;②辅助序列:疑有脂肪病变时加扫 T_1W 短翻转恢复脉冲序列（T_1W STIR）。

（5）发现占位性病变时,使用 T_1WI 序列进行 MR 增强扫描。增强扫描时,使用对比剂 Gd-DTPA,剂量为 0.05mmol/kg,肘静脉注射,注射速度为 0.5~1.0ml/s。根据病变大小及病理情况选择增强类型,如微腺瘤及垂体<1cm^2,选择垂体 T_1WI 动态增强扫描,如垂体占位性病变及鞍区病变>1cm^2,选择垂体普通增强,并增加横断面 T_1WI 序列扫描。

动态增强扫描时,为了在保证时间分辨力的同时,又能保持图像空间分辨力,扫描时间一般设置为 24~30s,先进行蒙片平扫,然后系统自动暂停,此时开始注射对比剂,5s 后连续扫描 7 个时相,总扫描时间超过 2min。

（6）扫描后的图像工作站作动态增强后处理。

（7）将影像信息传输到 PACS。

（8）排版和打印胶片,一般打印矢状面、冠状面、横断面 MR 影像。

（9）将受检者移出磁体间,关闭磁屏蔽门,检查结束。

（10）观察、测量并记录不同扫描序列所得脑垂体 MR 图像的信噪比、对比噪声比及扫描时间。

【实训结果】

1. 通过实训,了解脑垂体常规 MRI 检查全过程。

2. 通过实训,了解脑垂体常规 MRI 检查临床应用。

3. 通过实训,掌握脑垂体常规 MRI 的图像特点。

4. 书写实训报告和体会。

（贾中正　周学军）

实训九 眼、鼻及副鼻窦、鼻咽部 MRI 检查技术

操作一 眼及眼眶 MRI 检查

【技术要点】

眼部磁共振成像检查具有优异的软组织对比度,可清晰显示病变的累及范围,是目前眼球、眼肌疾病和眼眶肿瘤性病变的首选检查方法,在眼部外伤及眼部非金属类异物的临床诊断中也有重要的价值。

【实训目的】

1. 掌握眼及眼眶 MRI 检查适应证和禁忌证。

2. 掌握眼及眼眶 MRI 检查的步骤。

3. 掌握眼及眼眶 MRI 检查的定位方法。

4. 掌握常规眼及眼眶 MRI 的图像特点。

5. 熟悉眼及眼眶 MRI 检查的序列选择。

【实训器材】

1. 磁共振扫描仪。

2. 头颅相控阵线圈或者头颈联合线圈。

3. 检查自愿者(受检者),激光胶片和打印机。

【实训学时】

1 学时。

【实训注意事项】

1. 严格遵守 MRI 设备操作规程。

2. 实训人员及受检者进入磁体间前应去除所有磁性物品(如硬币、钥匙、手表、手机、磁卡、发夹等)并妥善保管。

3. 确认进入磁体间的实训人员及受检者无磁共振成像检查禁忌证。

4. 签署 MRI 检查同意书。

【实训步骤】

1. 检查前准备

(1) 认真核对 MRI 检查申请单,了解病情,明确检查目的和要求。

(2) 向受检者讲述检查过程,消除恐惧心理;嘱患者闭眼休息,切莫转动眼球,必要时训练争取检查时合作。

2. 线圈选择 选择头颅相控阵线圈或者头颈联合线圈。

3. 体位设计 受检者呈仰卧位,听眦线(OML)和矢状面尽量与床面垂直。头先进,头部置于线圈内,定位中心位于双眼连线中点,定位灯纵向连线对准头颅正中矢状面,横向连线平行于双眼外眦,激光灯打开后闭眼,以免灼伤眼睛。移动床面至定位灯对准线圈中心,锁定位置后进床至磁体中心。

4. 检查方法与流程

(1) 录入被检者的基本信息:如姓名、性别、年龄、ID 号、体重等。

(2) 选择眼部 MRI 检查序列。

(3) 进入眼部 MRI 检查部位界面,首先扫描定位像;然后进行横轴面(Ax)、冠状面(Cor)及

斜矢状面(Sag)定位。①横断面平行于视神经,中心位于脑干前缘,扫描方向由上至下,成像范围包括眼眶上下缘;②斜矢状面与视神经走行平行,扫描方向由右至左,两侧眼眶分开扫描,扫描范围包括眼眶外侧缘到眼眶内侧缘;③冠状面定位线与大脑中线结构连续垂直,扫描方向由前至后,扫描范围从眼睑到眶尖。SFOV≤240mm×180mm。层厚/层间距 4/0.4mm。

（4）扫描序列的选择:①常规眼部 MRI 序列有横断面 T_1WI 序列及 T_2WI+FS 序列,斜矢状面 T_2WI+FS 序列,冠状面 T_2WI+FS 序列;②辅助序列:疑有眼肌病变时可用横断面 T_2WI 序列代替横断面 T_2WI+FS 序列;鉴别黑色素瘤时,横断面 T_2WI 脂肪抑制与非脂肪抑制序列对照。

（5）发现占位性病变时,使用 T_1WI 序列进行横断面增强扫描、T_1WI+FS 序列进行斜矢状面与冠状面扫描。增强扫描使用对比剂 Gd-DTPA,剂量为 0.1mmol/kg,肘静脉注射,注射速度为 0.5~1.5ml/s,注射完对比剂即开始增强扫描。

（6）将影像信息传输到 PACS。

（7）排版和打印胶片,一般打印斜矢状面、冠状面、横断面 MR 影像。

（8）将受检者移出磁体间,关闭磁屏蔽门,检查结束。

（9）观察、测量并记录不同扫描序列所得眼部 MR 图像的信噪比、对比噪声比及扫描时间。

【实训结果】

1. 通过实训,了解眼及眼眶常规 MRI 检查全过程。

2. 通过实训,了解眼及眼眶常规 MRI 检查临床应用。

3. 通过实训,掌握眼及眼眶常规 MRI 的图像特点。

4. 书写实训报告和体会。

操作二　鼻及副鼻窦、鼻咽部 MRI 检查

【技术要点】

MRI 具有优异的软组织对比度,对于鼻部解剖与病理的显示优于 CT,对于鼻咽部黏膜病变、鼻窦肿瘤、鼻咽肿瘤、鼻窦炎症等有特异性的显示,已获得临床的广泛认可。

【实训目的】

1. 掌握鼻窦、鼻咽 MRI 检查适应证和禁忌证。

2. 掌握鼻窦、鼻咽 MRI 检查的步骤。

3. 掌握鼻窦、鼻咽 MRI 检查的定位方法。

4. 掌握鼻窦、鼻咽 MRI 的图像特点。

5. 熟悉鼻窦、鼻咽 MRI 检查的序列选择。

【实训器材】

1. 磁共振成像仪。

2. 头颅相控阵线圈或者头颈联合线圈。

3. 检查自愿者(受检者),激光胶片和打印机。

【实训学时】

1 学时。

【实训注意事项】

1. 严格遵守 MRI 设备操作规程。

2. 实训人员及受检者进入磁体间前应去除所有磁性物品(如硬币、钥匙、手表、手机、磁卡、发夹等)并妥善保管。

3. 确认进入磁体间的实训人员及受检者无磁共振成像检查禁忌证。

4. 签署 MRI 检查同意书。

【实训步骤】

1. 检查前准备

（1）认真核对 MRI 检查申请单，了解病情，明确检查目的和要求。

（2）向受检者讲述检查过程，消除恐惧心理；嘱其切莫做吞咽动作、咳嗽，必要时训练争取检查时合作。

2. 线圈选择 选择头颅相控阵线圈或者头颈联合线圈。

3. 体位设计 受检者呈仰卧位，听眦线（OML）和头颅正中矢状面尽量与床面垂直。头先进，头部置于线圈内，定位中心位于眼眶下缘，定位灯纵向连线对准头颅正中矢状面，横向连线平行于双眼外眦，激光灯打开后闭眼，以免灼伤眼睛。移动床面至定位灯对准线圈中心，锁定位置后进床至磁体中心。

4. 检查方法与流程

（1）录入被检者的基本信息：如姓名、性别、年龄、ID 号、体重等。

（2）选择鼻部 MRI 检查序列。

（3）进入鼻部 MRI 检查部位界面，首先扫描定位像；然后进行横轴面（Ax）、冠状面（Cor）及矢状面（Sag）定位。①横断面在矢状面定位像上定位，以硬腭的平行线作为扫描基线；在冠状面定位像上，两侧扫描线对称，扫描方向由下至上，鼻窦横断面扫描范围应包括额窦上缘至上颌窦下缘，鼻咽部包括垂体下缘至第 3 颈椎。②冠状面扫描以横轴面及矢状面作定位参考像，在横断面定位像上定位，定位线与大脑中线结构垂直，鼻窦扫描从鼻根到枕骨大孔前缘，包括所有鼻窦，鼻咽部；在矢状面定位像上定位，以硬腭的垂直线作为扫描基线，扫描范围从上颌窦后缘至颈椎后缘。③矢状面以横断面及冠状面作定位像，在横断面定位像上，以大脑中线结构的平行线作为扫描基线；在冠状面定位像上，以大脑中线的平行线作为扫描基线，扫描范围以大脑中线为中心包括病变范围。SFOV ≤ 240mm×180mm。层厚/层间距为 4mm/0.4mm。

（4）根据检查目的选择扫描序列，常规鼻部 MRI 序列包括横断面 T_1WI 序列及 T_2WI+FS 序列，矢状面 T_2WI+FS 序列，冠状面 T_2WI+FS 序列。

（5）发现占位性病变时，使用 T_1WI 序列进行横断面增强扫描，T_1WI+FS 序列进行矢状面与冠状面扫描。增强扫描使用对比剂 Gd-DTPA，剂量为 0.1mmol/kg，肘静脉注射，注射速度为 0.5~1.5ml/s，注射完对比剂即开始增强扫描。

（6）将影像信息传输到 PACS。

（7）排版和打印胶片，一般打印矢状面、冠状面、横断面 MR 影像。

（8）将受检者移出磁体间，关闭磁屏蔽门，检查结束。

（9）观察、测量并记录不同扫描序列所得鼻部 MR 图像的信噪比、对比噪声比及扫描时间。

【实训结果】

1. 通过实训，了解鼻窦、鼻咽常规 MRI 检查全过程。

2. 通过实训，了解鼻窦、鼻咽常规 MRI 检查临床应用。

3. 通过实训，掌握鼻窦、鼻咽常规 MRI 的图像特点。

4. 书写实训报告和体会。

（孙建忠 贾中正）

实训十 颈椎、腰椎 MRI 检查技术

操作一 颈椎 MRI 检查

【技术要点】

颈椎 MRI 检查能够显示颈髓、颈椎椎体、椎间盘等结构,有助于观察病变与周围结构的关系,为临床制订治疗计划和评估预后提供有价值的信息,已经成为诊断和鉴别诊断颈椎疾病的最重要的影像检查方法。

【实训目的】

1. 掌握颈椎 MRI 检查适应证和禁忌证。

2. 掌握颈椎 MRI 检查的步骤。

3. 掌握颈椎 MRI 检查的定位方法。

4. 掌握颈椎 MRI 检查的序列选择。

5. 了解颈椎 MRI 的图像特点。

【实训器材】

1. 磁共振成像仪。

2. 脊柱相控阵线圈。

3. 检查自愿者(受检者),激光胶片和打印机。

【实训学时】

2 学时。

【实训注意事项】

1. 严格遵守 MRI 设备操作规程。

2. 实训人员及受检者进入磁体间前应去除所有磁性物品及配饰(如硬币、钥匙、手表、手机、磁卡、发夹、义齿、项链、耳环、膏药等)并妥善保管。

3. 确认进入磁体间的实训人员及受检者无磁共振成像检查禁忌证。

4. 签署 MRI 检查同意书。

【实训步骤】

1. 检查前准备

(1) 认真核对 MRI 检查申请单,了解病情,明确检查部位、目的和要求。

(2) 向受检者讲述检查过程,消除恐惧心理,争取检查时合作。

2. 线圈选择 选择脊柱相控阵线圈。

3. 体位设计 受检者呈仰卧位,头先进,身体长轴与床、线圈长轴一致,双臂置于身体两侧;被检段脊柱中心位于所选线圈中心并设为定位中心,颈椎扫描时,横向连线对准甲状软骨。锁定位置后进床至磁体中心。

4. 检查方法与流程

(1) 录入被检者的基本信息:如姓名、性别、年龄、ID 号、体重等。

(2) 选择颈椎 MRI 扫描序列。

(3) 进入颈椎 MRI 检查部位界面,首先扫描定位像;然后进行横断面(Ax)、冠状面(Cor)及矢状面(Sag)定位。①矢状面以冠状面作为定位像,定位线平行于颈椎正中矢状面;②横断面以获取的矢状面作为定位像,扫描平面与椎间盘或颈椎椎体平行;③冠状面以获取的矢状面作为定

位像,扫描平面平行于颈椎矢状轴。

(4) 扫描序列:常规矢状面 T_2WI 序列、T_2WI 序列和横断面 T_2WI 序列。对于颈椎外伤、炎症、结核等病变,增加横断面 STIR 序列;对于颈椎畸形者(如颅底陷入症、蝴蝶椎等),增加病变节段冠状面 T_2WI 序列、T_1WI 序列;观察椎旁脓肿及椎管内占位性病变时,增扫冠状面或矢状面 STIR 序列。

(5) MR 增强扫描:对于椎管内占位性病变,常采用 T_1WI 序列进行矢状面、冠状面、横断面 MR 增强扫描。增强扫描使用对比剂 Gd-DTPA,剂量为 0.1mmol/kg,肘静脉注射,注射速度为 0.5~1.5ml/s,注射完对比剂即开始增强扫描。

(6) 将影像信息传输到 PACS。

(7) 排版和打印胶片,一般打印矢状面、冠状面、横断面 MR 影像。

(8) 将受检者移出磁体间,关闭磁屏蔽门,检查结束。

(9) 观察、测量并记录不同扫描序列所得脊椎 MR 图像的信噪比、对比噪声比及扫描时间。

【实训结果】

1. 通过实训,了解颈椎 MRI 检查全过程。

2. 通过实训,掌握颈椎 MRI 检查的适应证及禁忌证。

3. 通过实训,掌握颈椎 MRI 检查技术(定位中心、序列选择等)。

4. 通过实训,了解颈椎 MRI 检查的临床应用。

5. 通过实训,了解颈椎 MRI 的图像特点。

6. 书写实训报告和体会。

操作二 腰椎 MRI 检查

【技术要点】

腰椎 MRI 检查能够显示腰椎椎管、椎体、椎间盘等病变,有助于观察病变与周围结构的关系,为临床制订治疗计划和评估预后提供有价值的信息,已经成为诊断和鉴别诊断腰椎疾病的最重要的检查方法。

【实训目的】

1. 掌握腰椎 MRI 检查适应证和禁忌证。

2. 掌握腰椎 MRI 检查的步骤。

3. 掌握腰椎 MRI 检查的定位方法。

4. 掌握腰椎 MRI 检查的序列选择。

5. 了解腰椎 MRI 的图像特点。

【实训器材】

1. 磁共振成像仪。

2. 脊柱相控阵线圈。

3. 检查自愿者(受检者),激光胶片和打印机。

【实训学时】

2 学时。

【实训注意事项】

1. 严格遵守 MRI 设备操作规程。

2. 实训人员及受检者进入磁体间前应去除所有磁性物品及配饰(如硬币、钥匙、手表、手机、磁卡、发夹、义齿、项链、耳环、膏药等)并妥善保管。

3. 确认进入磁体间的实训人员及受检者无磁共振成像检查禁忌证。

4. 签署 MRI 检查同意书。

【实训步骤】

1. 检查前准备

（1）认真核对 MRI 检查申请单，了解病情，明确检查部位、目的和要求。

（2）向受检者讲述检查过程，消除恐惧心理，争取检查时合作。

2. 线圈选择 选择脊柱相控阵线圈。

3. 体位设计 受检者仰卧于线圈上，头先进，身体长轴与床、线圈长轴一致，双臂置于身体中心。

4. 检查方法与流程

（1）录入被检者的基本信息：如姓名、性别、年龄、ID 号、体重等。

（2）选择腰椎 MRI 扫描序列。

（3）进入腰椎 MRI 检查部位界面，首先扫描定位像；然后进行横断面（Ax）、冠状面（Cor）及矢状面（Sag）定位。①矢状面以冠状面作为定位像，定位线平行腰椎正中矢状面；②横断面以获取的矢状位作为定位像，扫描平面与椎间盘或腰椎椎体平行；③冠状面以获取的矢状面作为定位像，扫描平面平行于腰椎矢状轴。

（4）扫描序列：常规矢状面 T_2WI 序列、T_1WI 序列和横断面 T_2WI 序列。观察椎骨及其周围软组织时，增加 STIR 序列；腰椎外伤、炎症、结核等病变，增加横断面 STIR 序列；对于腰椎畸形者（如蝴蝶椎），增加病变节段冠状面 T_1WI、T_2WI 序列；观察椎旁脓肿及椎管内占位性病变时，增加冠状面或矢状面 STIR 序列。

（5）MR 增强扫描：对于椎管内占位性病变，常采用 T_1WI 序列进行矢状面、冠状面、横断面 MR 增强扫描。增强扫描使用对比剂 Gd-DTPA，剂量为 0.1mmol/kg，肘静脉注射，注射速度为 0.5~1.5ml/s，注射完对比剂即开始增强扫描。

（6）将影像信息传输到 PACS。

（7）排版和打印胶片，一般打印矢状面、冠状面、横断面 MR 影像。

（8）将受检者移出磁体间，关闭磁屏蔽门，检查结束。

（9）观察、测量并记录不同扫描序列所得脊椎 MR 图像的信噪比、对比噪声比及扫描时间。

【实训结果】

1. 通过实训，了解腰椎 MRI 检查全过程。

2. 通过实训，掌握腰椎 MRI 检查的适应证及禁忌证。

3. 通过实训，掌握腰椎 MRI 检查技术。

4. 通过实训，了解腰椎 MRI 检查的临床应用。

5. 通过实训，了解腰椎 MRI 的图像特点。

6. 书写实训报告和体会。

（黄燕涛 田俊）

实训十一 乳腺 MRI 检查技术

操作一 乳腺 MRI 检查

【技术要点】

乳腺 MRI 检查具有良好的软组织分辨力，在各种乳腺疾病的诊治、定位与鉴别诊断中运用

29

广泛,是目前乳腺癌分期的主要影像学检查手段。

【实训目的】

1. 掌握乳腺 MRI 检查适应证和禁忌证。

2. 掌握乳腺 MRI 检查的步骤。

3. 掌握乳腺 MRI 检查的定位方法。

4. 掌握常规乳腺 MRI 的图像特点。

5. 熟悉乳腺 MRI 检查的序列选择。

【实训器材】

1. 磁共振成像仪。

2. 乳腺相控阵线圈。

3. 检查自愿者(受检者),激光胶片和打印机。

【实训学时】

1 学时。

【实训注意事项】

1. 严格遵守 MRI 设备操作规程。

2. 实训人员及受检者进入磁体间前应去除所有磁性物品(如硬币、钥匙、手表、手机、磁卡、发夹等)并妥善保管。

3. 确认进入磁体间的实训人员及受检者无磁共振成像检查禁忌证。

4. 签署 MRI 检查同意书。

【实训步骤】

1. 检查前准备

(1) 认真核对 MRI 检查申请单,了解病情,明确检查目的和要求。

(2) 乳腺 MRI 检查扫描时间较长,患者俯卧体位不容易坚持,应向其讲述检查过程,消除恐惧心理,争取检查时合作。

(3) 乳腺 MRI 检查具有特殊性,注意保护受检者隐私。

2. 线圈选择 选择乳腺相控阵线圈。

3. 体位设计 受检者呈俯卧位,双乳自然下垂于线圈孔洞中心。足先进或头先进(依设备不同),双乳置于线圈内,定位中心位于人体正中矢状面与双乳头连线中点交点,定位灯纵向连线对准人体正中矢状面,移动床面至定位灯对准线圈中心,锁定位置后进床至磁体中心。

4. 检查方法与流程

(1) 录入被检者的基本信息:如姓名、性别、年龄、ID 号、体重等。

(2) 选择乳腺 MRI 检查序列。

(3) 进入乳腺 MRI 检查部位界面,首先扫描定位像;然后进行横断面(Ax)与斜矢状面(Sag)定位。①横断面与乳头至乳腺底部中点连线平行,扫描方向由上至下,成像范围乳腺上下缘;②斜矢状面与乳头至乳腺底部中点连线平行,两侧乳腺分别扫描,扫描方向由右至左,分别包括单侧整个乳腺。SFOV≤340mm×240mm。层厚/层间距为(4~5)mm/(0.4~0.5)mm。

(4) 扫描序列的选择:根据检查目的选择扫描序列,常规乳腺 MRI 序列有横断面 T_1WI 序列和 T_2 加权 STIR 序列、横断面 DWI、斜矢状面 T_2 加权 STIR 序列。

(5) 发现占位性病变时,使用动态增强扫描,以横断面为主,扫描序列为 3D T_1WI 快速序列,先平扫,注射对比剂后立即开始动态扫描,一般增强扫描至少 6 期。动态扫描结束后,行矢状面 3D T_1WI 快速序列扫描。增强扫描使用对比剂 Gd-DTPA,剂量为 0.1~0.2mmol/kg,肘静脉注射,注射速度为 2.0~3.0ml/s。

(6) 将影像信息传输到 PACS。

(7) 排版和打印胶片,一般打印斜矢状面、横断面 MR 影像。

(8) 将受检者移出磁体间,关闭磁屏蔽门,检查结束。

(9) 观察、测量并记录不同扫描序列所得乳腺 MR 图像的信噪比、对比噪声比及扫描时间。

【实训结果】

1. 通过实训,了解乳腺常规 MRI 检查全过程。

2. 通过实训,了解乳腺常规 MRI 检查的临床应用。

3. 通过实训,掌握乳腺常规 MRI 的图像特点。

4. 书写实训报告和体会。

操作二 乳腺 MRI 检查规范化和质量控制

【适应证】

1. 乳房囊性增生病变、囊肿、乳腺小腺瘤、乳腺癌、乳腺假体等。

2. 评价乳腺 X 线摄影或超声检查上的可疑异常表现。

3. 乳腺癌的分期及评估乳腺癌新辅助化疗疗效。

4. 保乳术后复发的监测。

5. 高危人群乳腺癌筛查。

6. 乳房成形术后对植入假体评估及随访。

7. 腋窝淋巴结转移,原发灶不明者。

8. MRI 引导下的穿刺活检。

【禁忌证】

1. 体内有起搏器、外科金属夹子等铁磁性物质以及其他不得接近强磁场者。

2. 妊娠期妇女。

3. 幽闭恐惧症者。

4. 具有对任何钆螯合物过敏史。

5. 危重患者或需要使用生命监护设备的重症患者。

【检查前准备】

1. 患者准备

(1) 核对 MRI 检查申请单,确认受检者信息,确认检查部位、目的、方案。

(2) 评估 MRI 检查适应证、禁忌证及风险。

(3) 去除影响检查的随身物品,特别是金属物。

(4) 换上宽大的检查服。

(5) 告知受检者检查过程及时间,以取得配合。

2. 设备准备

(1) 推荐采用高场(1.5T 及以上)MRI 设备,以便获得较好的信噪比和脂肪抑制效果。

(2) 采用专用的乳腺线圈,在设备条件允许的情况下,推荐采用相控阵线圈及并行采集技术,行双乳同时成像以便获得较好的时间分辨力和空间分辨力。

【检查规范化】

1. 体位 将乳腺专用线圈置于检查床上,受检者足先进,俯卧于线圈支架上,两侧乳房自然悬垂于支架(线圈)内,使双侧乳头位于线圈中心并在同一水平线上。下颌垫于软垫上,两臂上举支撑于软垫上,力求体位舒适,以保证长时间检查过程中不发生移动。定位线对准支架孔(线圈及乳腺)中心。

2. 成像平面　一般行单侧或双侧乳腺斜矢状面、横断面或冠状面成像。斜矢状面成像是在横断面及冠状面定位像上设置层面,扫描基线与乳头至乳腺基底的垂直线平行,至少有一层经过乳头,范围包括全乳;横断面成像是在矢状面像及冠状面像上设置层面,扫描基线平行于两乳头连线,至少有一层经过两侧乳头,范围包括全乳,怀疑腋窝淋巴结转移者包括腋窝;冠状面成像是在横断面及矢状面像上设置层面,扫描基线与双乳头连线平行,范围包括全乳。

3. 线圈　采用单侧或双侧乳腺专用环形线圈。

4. 扫描序列

(1) 常规扫描序列:T_2WI 序列、脂肪抑制 T_2WI 序列、T_1WI 序列、DWI 序列、3D T_1WI 序列。

(2) 增强扫描序列:乳腺疾病通常行横断面三维动态增强扫描。先采用 3D T_1WI 序列平扫,再于注射对比剂后,采用同样序列行连续 6~10 次不同时相的动态增强扫描,延迟时间≥10min。

【质量控制】

3D T_1WI 序列可进行增强前后减影处理;多期动态增强 3D T_1WI 序列可进行后处理得到时间-信号强度曲线及 MPR、MIP 多期增强血管重组。

(1) 体位显示:乳腺位于中心区域,乳头呈切线位。

(2) 影像细节显示:①乳腺和腋窝区域包括完全;②各序列影像组织层次分明,病灶显示清晰;③脂肪抑制序列压脂良好;④增强检查血管显示清晰,血供丰富肿块强化明显;⑤背景噪声较低;⑥假体检查时,假体清晰可见。

(孙建忠　贾中正)

实训十二　肝、胆、脾 MRI 检查技术

操作一　肝、胆、脾 MRI 检查

【技术要点】

肝、胆、脾 MRI 检查不但能够显示绝大多数肝、胆、脾病变,而且有助于了解病变与毗邻结构的关系,为临床制订治疗计划和评估预后提供有价值的信息,已经成为诊断和鉴别诊断肝、胆、脾疾病的最重要的影像检查方法。

【实训目的】

1. 掌握肝胆脾 MRI 检查适应证和禁忌证。

2. 掌握肝胆脾 MRI 检查的步骤。

3. 掌握肝胆脾 MRI 检查的定位方法。

4. 掌握肝胆脾 MRI 的图像特点。

5. 熟悉肝胆脾 MRI 检查的序列选择。

【实训器材】

1. 磁共振成像仪。

2. 腹部相控阵线圈/心脏专用相控阵线圈。

3. 检查自愿者(受检者),激光胶片和打印机。

【实训学时】

1学时。

【实训注意事项】

1. 严格遵守 MRI 设备操作规程。

2. 实训人员及受检者进入磁体间前应去除所有磁性物品(如硬币、钥匙、手表、手机、磁卡、发夹等)并妥善保管。

3. 确认进入磁体间的实训人员及受检者无磁共振成像检查禁忌证。

4. 签署 MRI 检查同意书。

【实训步骤】

1. 检查前准备

(1) 认真核对 MRI 检查申请单,了解病情,明确检查目的和要求。

(2) 向受检者讲述检查过程,消除恐惧心理,争取检查时合作。并进行呼吸训练,要求选择呼气末屏气,屏气时间 15~20s,配合较差的受检者可以用手捏鼻。其余检查时间平静规律呼吸。

2. 线圈选择 选择腹部相控阵线圈或心脏专用相控阵线圈。

3. 体位设计 受检者呈仰卧位,头先进,身体长轴与检查床平行,双臂上举于头两侧或置于身体两侧。在腹部呼吸最明显处加呼吸门控,呼吸门控感应器上下放置软垫(有的厂家 MRI 并不需要呼吸垫,在序列的参数卡选择 trig 模式也可以监测呼吸),并将线圈中心置于胸骨剑突下缘,定位灯纵向连线对准身体正中矢状面,移动床面至定位灯对准线圈中心,锁定位置后进床至磁体中心。

4. 检查方法与流程

(1) 录入被检者的基本信息:如姓名、性别、年龄、ID 号、体重等。

(2) 选择肝、胆、脾 MRI 扫描序列。

(3) 进入肝胆脾 MRI 检查部位界面,首先扫描定位像;然后进行横断面(Ax)、冠状面(Cor)定位。①冠状面以横断面作为定位像,定位线平行于腹部左右轴,并在冠状面定位像上调整视野大小及位置,扫描方向由前至后,包括全肝、胆、脾及兴趣区;②横断面以冠状面作为定位像,定位线垂直于腹部矢状轴,并在横断面定位像上调整视野大小及位置,扫描方向由上至下,成像范围从肝脏顶部至肝脏下缘,如脾脏肿大时,应包括至脾脏下缘。FOV 为 350~400mm。层厚/层间距为(6~7)mm/(1~2)mm。

(4) 扫描序列的选择:①常用肝、胆、脾 MRI 序列有横断面呼吸触发 FSE-T_2WI 脂肪抑制序列,屏气快速梯度回波水-脂同反相位(双回波)T_1WI 序列,冠状面呼吸触发快速自旋回波 T_2WI 脂肪抑制序列或屏气单次激发梯度回波(T_2-haste)序列;②辅助序列:疑有占位性病变时加扫横断面屏气或者呼吸触发的 DWI 序列,疑有胆道扩张或有胆囊、胆道结石时增加 MRCP 序列。

(5) 发现占位性病变时,使用横断面快速梯度回波三维容积屏气 T_1 加权序列(3D-Vibe/3D-LAVA/3D-THRIVE)进行 MR 动态增强扫描。增强扫描时,使用钆对比剂 Gd-DTPA,剂量为 0.1mmol/kg,肘静脉注射,注射速度为 2~3ml/s,一般扫描三期,分别为动脉期、门脉期及平衡期,在正常循环状态下,动脉期扫描时间为注射对比剂后 23~25s,门脉期为注射对比剂后 50~70s,平衡期为注射对比剂后 3~5min。

(6) 将影像信息传输到 PACS。

(7) 排版和打印胶片,一般打印冠状面、横断面 MR 影像。

(8) 将受检者移出磁体间,关闭磁屏蔽门,检查结束。

(9) 观察、测量并记录不同扫描序列所得肝胆脾 MR 图像的信噪比、对比噪声比及扫描时间。

【实训结果】

1. 通过实训,了解肝、胆、脾 MRI 检查全过程。

2. 通过实训,了解肝、胆、脾 MRI 检查的临床应用。

3. 通过实训,掌握肝、胆、脾 MRI 检查的图像特点。

4. 书写实训报告和体会。

操作二 MRCP 检查

【技术要点】

MRCP 检查不但能够显示胆道系统病变,而且能明确肝脏、胰腺占位性病变与胆道的关系,为临床制订治疗计划和评估预后提供有价值的信息,已经成为诊断胆道系统疾病最重要的检查方法。

【实训目的】

1. 掌握 MRCP 检查适应证和禁忌证。

2. 掌握 MRCP 检查的步骤。

3. 掌握 MRCP 的定位方法。

4. 掌握 MRCP 的图像特点。

5. 熟悉 MRCP 检查的序列选择。

【实训器材】

1. 磁共振成像仪。

2. 腹部相控阵线圈或心脏专用相控阵线圈。

3. 检查自愿者(受检者),激光胶片和打印机。

【实训学时】

1 学时。

【实训注意事项】

1. 严格遵守 MRI 设备操作规程。

2. 实训人员及受检者进入磁体间前应去除所有磁性物品(如硬币、钥匙、手表、手机、磁卡、发夹等)并妥善保管。

3. 确认进入磁体间的实训人员及受检者无磁共振成像检查禁忌证。

4. 签署 MRI 检查同意书。

【实训步骤】

1. 检查前准备

(1)患者必须空腹,并禁食、禁水 6h 以上,必要时可口服胃肠道阴性对比剂以突出胰胆管信号,达到良好的胰胆管成像效果。

(2)认真核对 MRI 检查申请单,了解病情,明确检查目的和要求。

(3)向受检者讲述检查过程,消除恐惧心理,争取检查时合作。并进行呼吸训练,单次激发二维厚层块 MRCP 序列检查要求选择呼气末屏气,配合较差的受检者可以用手捏鼻。进行呼吸触发快速自旋回波三维薄层 MRCP 序列扫描时需平静规律呼吸。

2. 线圈选择 选择腹部相控阵线圈/心脏专用相控阵线圈。

3. 体位设计 受检者呈仰卧位,头先进,身体长轴与检查床平行,双臂上举于头两侧或置于身体两侧。在腹部呼吸最明显处加呼吸门控,呼吸门控感应器上下放置软垫(有的厂家 MRI 并不需要呼吸垫,在序列的参数卡选择 trig 模式也可以监测呼吸),并将线圈中心置于胸骨剑突下 2~3cm,定位灯纵向连线对准身体正中矢状面,移动床面至定位灯对准线圈中心,锁定位置后进床至磁体中心。

4. 检查方法与流程

(1) 录入被检者的基本信息:如姓名、性别、年龄、ID 号、体重等。

(2) 选择 MRCP 扫描序列。

(3) 进入 MRCP 检查部位界面,MRCP 不宜单独进行,一般应结合肝、胆、胰平扫和/或三维动态增强扫描技术。进行 MRCP 扫描时,首先扫描定位像;然后进行冠状面(Cor)及斜冠状面定位。①单次激发二维厚层块 MRCP 序列至少获取三个角度的冠状面像,即以胆总管为轴,以正冠状面为中间层,向前、后旋转一定角度分别各获取一层斜冠状面像。层块范围覆盖主要肝内外胆管和胰管,屏气采集。FOV 为 350~400mm。层厚/层间距为(30~70)mm/(10~20)mm。②呼吸触发快速自旋回波三维薄层 MRCP 序列行斜冠状面扫描,扫描方向由前至后,覆盖主要肝内外胆管、胆总管、胆囊和胰管。FOV 为 350~400mm。层厚/层间距为(1~2)mm/0。

(4) 扫描序列的选择:①常用 MRCP 序列有单次激发二维厚层块 MRCP 序列和呼吸触发快速自旋回波三维薄层 MRCP 序列;②辅助序列:疑有占位性病变时,增加横断面屏气或者呼吸触发的 DWI 序列。

(5) 将影像信息传输到 PACS。

(6) 排版和打印胶片,一般打印冠状面及斜冠状面 MR 影像。

(7) 将受检者移出磁体间,关闭磁屏蔽门,检查结束。

(8) 观察、测量并记录不同扫描序列所得 MRCP 图像的信噪比、对比噪声比及扫描时间。

【实训结果】

1. 通过实训,了解 MRCP 检查全过程。

2. 通过实训,了解 MRCP 检查的临床应用。

3. 通过实训,掌握 MRCP 检查的图像特点。

4. 书写实训报告和体会。

(孔祥闽 罗昆)

实训十三 盆腔 MRI 检查技术

操作一 女性盆腔 MRI 检查

【技术要点】

盆腔 MRI 检查具有多平面、多序列成像和软组织分辨力高等优势,不但可以显示病灶特征,而且可以清晰显示病变与毗邻结构的关系,有助于准确评估疾病的分级分期及有无淋巴结转移,为临床制订治疗计划和评估预后提供有价值的信息,已经成为诊断和鉴别诊断女性盆腔疾病的最重要的影像检查方法。

【实训目的】

1. 掌握子宫、宫颈和卵巢 MRI 检查适应证和注意事项。

2. 掌握子宫、宫颈和卵巢 MRI 检查的步骤。

3. 掌握子宫、宫颈和卵巢 MRI 检查的定位方法。

4. 掌握子宫、宫颈和卵巢 MRI 的图像特点。

5. 熟悉子宫、宫颈和卵巢 MRI 检查的序列选择。

【实训器材】

1. 磁共振成像仪。

2. 腹部相控阵线圈。

3. 检查自愿者(受检者)、激光胶片和打印机。

【实训学时】

1 学时。

【实训注意事项】

1. 严格遵守 MRI 设备操作规程。

2. 实训人员及受检者进入磁体间前应去除所有磁性物品(如硬币、钥匙、手表、手机、磁卡、发夹等)并妥善保管。

3. 确认进入磁体间的实训人员及受检者无磁共振成像检查禁忌证。

4. 签署 MRI 检查同意书。

【实训步骤】

1. 检查前准备

(1) 认真核对 MRI 检查申请单,了解病情,明确检查目的和要求。

(2) 向受检者讲述检查过程,消除恐惧心理,争取检查时合作。

(3) 向受检者交代检查注意事项,如适当充盈膀胱,有无宫内节育环等。

2. 线圈选择　腹部相控阵线圈。

3. 体位设计　受检者呈仰卧位,头先进或足先进,双臂自然垂于身体两侧或交叉置于胸前,线圈中线与受检者正中矢状面一致,线圈中心对准耻骨联合上缘上方 2cm 水平,稍加压束缚。打开激光定位灯,移动床面至定位中心,对准线圈中心,锁定位置送至磁场中心。

4. 检查方法与流程

(1) 录入被检者的基本信息:如姓名、性别、年龄、ID 号、体重等。

(2) 选择女性盆腔 MRI 扫描序列。

(3) 进入盆腔 MRI 检查部位界面,首先扫描定位像;然后进行横断面(Ax)、冠状面(Cor)及矢状面(Sag)定位。①矢状面平行于子宫体长轴,中心位于子宫中心,扫描方向自右向左,成像范围上下包括全子宫及阴道全长、左右包括全子宫及附件。②横断面以矢状面作为定位像,定位线根据病变位置分别垂直于子宫体、子宫颈或阴道,扫描方向由上至下,成像范围以病灶区为主。③冠状面以横轴面、矢状面作为定位像,定位线平行于身体左右轴或在矢状面上根据子宫体、子宫颈和阴道的前后角度调整冠状面角度,扫描方向由前至后。

(4) 扫描序列的选择:①常规女性盆腔 MRI 序列包括横断面 T_1WI 序列和横断面、矢状面、冠断面 T_2WI 序列,以及横断面 FS-T_2WI 序列、DWI 序列;②小视野高分辨力 T_2WI 序列,FOV 为 20~25cm、层厚/层间距为(3~4)mm/(0~0.6)mm,其他序列 FOV 为 30~35cm、层厚/层间距为(5~7)mm/(1~2)mm;③辅助序列:T_1WI 高信号时,增加 FS-T_1W 成像序列,以鉴别脂肪和出血。

(5) 使用 T_1WI 序列(3D-Vibe/3D-LAVA/3D-THRIVE)进行 MR 增强扫描。增强扫描使用钆对比剂 Gd-DTPA,剂量为 0.1mmol/kg,经肘静脉注射,注射速度为 1.5~2.0ml/s,动脉期、静脉期及延迟期扫描。为了定量测定组织血供特性,进行灌注成像,对比剂注射速度为 4.0~5.0ml/s,对比剂注射同时开始扫描,扫描时间<10s/期,扫描周期>30 个,整个动态扫描时长约 5min。

(6) 将影像信息传输到 PACS。

(7) 排版和打印胶片,一般打印常规序列和增强序列图像,包括矢状面、冠状面、横断面。

（8）将受检者移出磁体间,关闭磁屏蔽门,检查结束。

（9）观察、测量并记录不同扫描序列所得子宫及附件 MR 图像的信噪比、对比噪声比及扫描时间。

【实训结果】

1. 通过实训,了解子宫、宫颈和卵巢常规 MRI 检查和增强检查全过程。

2. 通过实训,了解子宫、宫颈和卵巢常规 MRI 检查的临床应用。

3. 通过实训,掌握正常子宫、宫颈和卵巢常规 MRI 的图像特点。

4. 书写实训报告和体会。

操作二 男性盆腔 MRI 检查

【技术要点】

盆腔 MRI 检查具有多平面、多序列成像和软组织分辨力高等优势,不但可以显示病灶特征,而且可以清晰显示病变与毗邻结构的关系,有助于准确评估疾病的分级分期及有无淋巴结转移,为临床制订治疗计划和评估预后提供有价值的信息,已经成为诊断和鉴别诊断男性盆腔疾病的最重要的检查方法。

【实训目的】

1. 掌握膀胱、前列腺和直肠 MRI 检查适应证和注意事项。

2. 掌握膀胱、前列腺和直肠 MRI 检查的步骤。

3. 掌握膀胱、前列腺和直肠 MRI 检查的定位方法。

4. 掌握膀胱、前列腺和直肠 MRI 的图像特点。

5. 熟悉膀胱、前列腺和直肠 MRI 检查的序列选择。

【实训器材】

1. 磁共振成像仪。

2. 腹部相控阵线圈。

3. 检查自愿者(受检者),激光胶片和打印机。

【实训学时】

1 学时。

【实训注意事项】

1. 严格遵守 MRI 设备操作规程。

2. 实训人员及受检者进入磁体间前应去除所有磁性物品(如硬币、钥匙、手表、手机、磁卡、发夹等)并妥善保管。

3. 确认进入磁体间的实训人员及受检者无磁共振成像检查禁忌证。

4. 签署 MRI 检查同意书。

【实训步骤】

1. 检查前准备

（1）认真核对 MRI 检查申请单,了解病情,明确检查目的和要求。

（2）向受检者讲述检查过程,消除恐惧心理,争取检查时合作。

（3）向受检者交代检查注意事项,如适当充盈膀胱,排空直肠等。

2. 线圈选择 选择腹部相控阵线圈。

3. 体位设计 受检者呈仰卧位,头先进或足先进,双臂自然垂于身体两侧或交叉置于胸前,线圈中线与受检者正中矢状面一致,线圈中心对准耻骨联合上缘上方 2cm 水平,稍加压束缚。先快速移动床面至盆腔区域,打开激光定位灯,缓慢移动床面至定位中心对准线圈中心。

4. 检查方法与流程

(1) 录入被检者的基本信息:如姓名、性别、年龄、ID号、体重等。

(2) 选择膀胱、前列腺或直肠MRI扫描序列。

(3) 进入MRI检查界面,首先扫描定位像;然后进行横断面(Ax)、冠状面(Cor)及矢状面(Sag)定位。①矢状面平行于前列腺或直肠病变段长轴,中心位于膀胱、前列腺或直肠,扫描方向自右向左,成像范围上下包括全膀胱、前列腺或直肠病变段全长,左右包括全膀胱、前列腺和直肠。②横断面以矢状面作为定位像,定位线根据病变位置分别垂直于前列腺或直肠长轴,扫描方向由上至下,成像范围包括全膀胱、前列腺或直肠,根据病灶范围可以扩大范围。③冠状面以横断面、矢状面作为定位像,定位线平行于前列腺长轴或直肠长轴,扫描方向由前至后。FOV为300~350mm,层厚/层间距为(5~7)mm/(1~2)mm。

(4) 扫描序列的选择:①常用盆腔MRI序列包括横断面T_1WI序列和横断面、矢状面、冠断面T_2WI序列,以及横断面T_2加权脂肪抑制像(FS-T_2WI)序列、横断面扩散加权成像(DWI)序列;②小视野高分辨T_2WI序列检查时,FOV为200~250mm、层厚/层间距为(3~4)mm/(0~0.6)mm,其他序列检查时,FOV为30~35cm、层厚/层间距为(5~7)mm/(1~2)mm;③辅助序列:T_1WI出现高信号时,增加T_1加权脂肪抑制成像(FS-T_1WI)序列,以鉴别脂肪与出血。

(5) 发现肿瘤性病变时,使用T_1WI序列(3D-Vibe/3D-LAVA/3D-THRIVE)进行MR增强扫描。增强扫描使用钆对比剂Gd-DTPA,剂量为0.1mmol/kg,经肘静脉注射,注射速度为1.5~2.0ml/s,动脉期、静脉期及延迟期扫描。为了定量测定组织血供特性,进行灌注成像,对比剂注射速度为4.0~5.0ml/s,对比剂注射同时开始扫描,扫描时间<10s/期,扫描周期>30个,整个动态扫描时长约5min。

(6) 将影像信息传输到PACS。

(7) 排版和打印胶片,一般打印常规序列图像和增强序列图像,包括矢状面、冠状面、横断面。

(8) 将受检者移出磁体间,关闭磁屏蔽门,检查结束。

(9) 观察、测量并记录不同扫描序列所得子宫及附件MR图像的信噪比、对比噪声比及扫描时间。

【实训结果】

1. 通过实训,了解膀胱、前列腺和直肠常规MRI检查和增强检查全过程。

2. 通过实训,了解膀胱、前列腺和直肠常规MRI检查的临床应用。

3. 通过实训,掌握正常膀胱、前列腺和直肠常规MRI的图像特点。

4. 书写实训报告和体会。

(张继 周学军)

实训十四 肩关节、腕关节MRI检查技术

操作一 肩关节MRI检查

【技术要点】

肩关节MRI检查不但能够显示肩关节病变,而且有助于了解病变与毗邻结构的关系,为临床治疗方案的制订和预后评估提供有价值的信息,已经成为诊断和鉴别诊断肩关节疾病的重要检查方法。

【实训目的】

1. 掌握肩关节 MRI 检查适应证和禁忌证。

2. 掌握肩关节 MRI 检查的步骤。

3. 掌握肩关节 MRI 检查的定位方法。

4. 掌握常规肩关节 MRI 的图像特点。

5. 熟悉肩关节 MRI 检查的序列选择。

【实训器材】

1. 磁共振成像仪。

2. 肩关节专用线圈、包绕式表面线圈。

3. 检查自愿者(受检者)、激光胶片和打印机。

【实训学时】

1 学时。

【实训注意事项】

1. 严格遵守 MRI 设备操作规程。

2. 实训人员及受检者进入磁体间前应去除所有磁性物品(如硬币、钥匙、手表、手机、磁卡、发夹等)并妥善保管。

3. 确认进入磁体间的实训人员及受检者无磁共振成像检查禁忌证。

4. 签署 MRI 检查同意书。

【实训步骤】

1. 检查前准备

(1) 认真核对 MRI 检查申请单,了解病情,明确检查目的和要求。

(2) 向受检者讲述检查过程,消除恐惧心理,争取检查时合作。

2. 线圈选择　选择肩关节专用线圈、包绕式表面线圈。

3. 体位设计　头先进,仰卧位,身体向对侧偏移,使被检侧肩关节紧贴检查床并尽量位于床中心。线圈包绕被检侧肩部,身体呈侧斜位,被检侧肩关节贴近床面,而另一侧身体抬高并在其下置放海绵垫,使对侧身体抬高 30°,以减轻呼吸运动伪影。上肢自然伸直,上臂垫高与肩平,掌心对着躯体或向前,避免内旋位,以免造成冈上肌和冈下肌的重叠,被检侧手臂加沙袋或绑带固定。记下被扫描肩关节左右偏中心的距离。定位中心对准线圈中心及肱骨头。

4. 检查方法与流程

(1) 录入被检者的基本信息:如姓名、性别、年龄、ID 号、体重等。

(2) 选择肩关节 MRI 检查序列。

(3) 进入肩关节 MRI 检查部位界面,首先扫描定位像;然后进行横断面(Ax)、冠状面(Cor)及矢状面(Sag)定位。①横断面在冠状面像和/或矢状面像上定位,扫描基线垂直于关节盂及肱骨长轴以观察关节盂唇病变及肩胛上下肌腱,范围覆盖肩锁关节至关节盂下缘;FOV 中心以肱骨头为中心,远离胸腔,以避免呼吸运动的影响。②斜冠状面在横断面像上定位,扫描基线垂直于关节盂或平行于冈上肌腱长轴以观察冈上肌腱和上方盂唇,范围包含肩关节软组织前后缘或病变区域。③斜矢状面在横断面像上定位,扫描基线平行于关节盂或垂直于冈上肌腱长轴以观察肩袖的 4 个部分,范围覆盖肱骨头外侧软组织至关节盂内侧或病变区域。SFOV ≤ 200mm × 200mm。层厚/层间距为(3~4)mm/0.5mm。

(4) 扫描序列的选择:①肩关节以斜冠状面为主,扫描序列包括 fs-T_2WI 序列、T_1WI 序列、fs-PDWI 序列,配合横断面或矢状面 fs-PDWI 或 T_2* WI 序列;②辅助序列:PDWI 序列可以替代

T_2WI 序列;fs-T_2WI 序列易受偏中心磁场不均匀性的影响,可用 STIR 序列替代。

（5）发现病变需要增强时,使用横断面、斜冠状面及斜矢状面 fs-T_1WI 序列,层面参数与平扫一致。采用钆(Gd)对比剂,剂量为 0.1mmol/kg 或遵药品使用说明书,静脉注射,注射速度为 2~3ml/s,对比剂注射完成后开始增强扫描。

（6）将影像信息传输到 PACS。

（7）排版和打印胶片,一般打印矢状面、冠状面、横断面 MR 影像。

（8）将受检者移出磁体间,关闭磁屏蔽门,检查结束。

（9）观察、测量并记录不同扫描序列所得肩关节 MR 图像的信噪比、对比噪声比及扫描时间。

【实训结果】

1. 通过实训,了解肩关节 MRI 检查全过程。

2. 通过实训,了解肩关节 MRI 检查临床应用。

3. 通过实训,掌握肩关节 MRI 的图像特点。

4. 书写实训报告和体会。

操作二 腕关节 MRI 检查

【技术要点】

腕关节 MRI 检查不但能够显示腕关节病变,而且有助于了解病变与毗邻结构的关系,为临床治疗方案的制订和预后评估提供有价值的信息,已经成为诊断和鉴别诊断腕关节疾病的重要检查方法。

【实训目的】

1. 掌握腕关节 MRI 检查适应证和禁忌证。

2. 掌握腕关节 MRI 检查的步骤。

3. 掌握腕关节 MRI 检查的定位方法。

4. 掌握常规腕关节 MRI 的图像特点。

5. 熟悉腕关节 MRI 检查的序列选择。

【实训器材】

1. 磁共振成像仪。

2. 腕关节专用线圈、包绕式表面线圈。

3. 检查自愿者(受检者),激光胶片和打印机。

【实训学时】

1 学时。

【实训注意事项】

1. 严格遵守 MRI 设备操作规程。

2. 实训人员及受检者进入磁体间前应去除所有磁性物品(如硬币、钥匙、手表、手机、磁卡、发夹等)并妥善保管。

3. 确认进入磁体间的实训人员及受检者无磁共振成像检查禁忌证。

4. 签署 MRI 检查同意书。

【实训步骤】

1. 检查前准备

（1）认真核对 MRI 检查申请单,了解病情,明确检查目的和要求。

（2）向受检者讲述检查过程,消除恐惧心理,争取检查时合作。

2. 线圈选择 选择腕关节专用线圈、包绕式表面线圈。

3. 体位设计

（1）体位一：仰卧位，头先进，被检侧上肢伸直置于身体旁，掌心向上，线圈包绕腕部，尺桡骨茎突置于线圈中心，固定肢体。被检侧关节尽量置于床中心，定位中心对准线圈中心及腕关节中心。

（2）体位二：俯卧位，头先进，被检侧上肢上举伸直，掌心朝下，线圈包绕腕部，尺桡骨茎突置于线圈中心，将腕部尽量置于床中线，固定肢体。被检侧关节尽量置于床中心，定位中心对准线圈中心及腕关节中心。

4. 检查方法与流程

（1）录入被检者的基本信息：如姓名、性别、年龄、ID 号、体重等。

（2）选择腕关节 MRI 检查序列。

（3）进入腕关节 MRI 检查部位界面，首先扫描定位像；然后进行横断面（Ax）、冠状面（Cor）及矢状面（Sag）定位。①斜冠状面在横断面像上定位，扫描基线平行于尺、桡骨茎突的连线，范围包括腕关节（含腕管、腕骨）；②斜矢状面在横断面像上定位，扫描基线垂直于尺、桡骨茎突的连线，范围包括腕关节（含尺骨茎突、桡骨茎突）；③横断面在矢状面像和/或冠状面像上定位，扫描基线垂直于尺、桡骨长轴，范围包括全腕关节即上至桡骨茎突，下达掌骨近端。SFOV≤120mm×120mm。层厚/层间距为 3mm/0.3mm。

（4）扫描序列的选择：①以冠状面为主，辅以横断面、矢状面。扫描序列包括冠状面 fs-PDWI 序列、fs-T_2WI 序列及 T_1WI 序列、横断面 fs-T_2WI 序列，必要时加矢状面 fs-T_2WI 序列或 T_1WI 序列；②辅助序列：观察三角纤维软骨复合体时，增加 T_2^*WI 和 PDWI 序列；观察盂唇和关节软骨病变时，使用 3D 梯度回波序列。

（5）发现病变需要增强时，使用横断面、冠状面及矢状面 fs-T_1WI 序列或视病变采用最佳平面，层面参数与平扫一致。采用钆（Gd）对比剂，剂量为 0.1mmol/kg 或遵药品使用说明书，静脉注射，注射速度为 2~3ml/s，对比剂注射完成后开始增强扫描。

（6）将影像信息传输到 PACS。

（7）排版和打印胶片，一般打印矢状面、冠状面、横断面 MR 影像。

（8）将受检者移出磁体间，关闭磁屏蔽门，检查结束。

（9）观察、测量并记录不同扫描序列所得肩关节 MR 图像的信噪比、对比噪声比及扫描时间。

【实训结果】

1. 通过实训，了解腕关节 MRI 检查全过程。

2. 通过实训，了解腕关节 MRI 检查临床应用。

3. 通过实训，掌握腕关节 MRI 的图像特点。

4. 书写实训报告和体会。

（杨永贵 姜吉锋）

实训十五 膝关节、髋关节 MRI 检查技术

操作一 膝关节 MRI 检查

【技术要点】

膝关节 MRI 检查不但能够显示膝关节病变，而且有助于了解病变与毗邻结构的关系，为临床治疗方案的制订和预后评估提供有价值的信息，已经成为诊断和鉴别诊断膝关节疾病的重要

检查方法。

【实训目的】

1. 掌握膝关节 MRI 检查适应证和禁忌证。

2. 掌握膝关节 MRI 检查的步骤。

3. 掌握膝关节 MRI 检查的定位方法。

4. 掌握常规膝关节 MRI 的图像特点。

5. 熟悉膝关节 MRI 检查的序列选择。

【实训器材】

1. 磁共振成像仪。

2. 膝关节专用线圈、包绕式表面线圈。

3. 检查自愿者（受检者），激光胶片和打印机。

【实训学时】

1 学时。

【实训注意事项】

1. 严格遵守 MRI 设备操作规程。

2. 实训人员及受检者进入磁体间前应去除所有磁性物品（如硬币、钥匙、手表、手机、磁卡、发夹等）并妥善保管。

3. 确认进入磁体间的实训人员及受检者无磁共振成像检查禁忌证。

4. 签署 MRI 检查同意书。

【实训步骤】

1. 检查前准备

（1）认真核对 MRI 检查申请单，了解病情，明确检查目的和要求。

（2）向受检者讲述检查过程，消除恐惧心理，争取检查时合作。

2. 线圈选择　选择膝关节专用线圈、包绕式表面线圈。

3. 体位设计　仰卧位，足先进，双臂置于身体两侧，双下肢伸直，处于自然体位，人体长轴与床面长轴一致。被检侧膝关节屈曲 10°～15°，使前交叉韧带处于拉直状态。定位中心对准线圈中心及髌骨下缘。

4. 检查方法与流程

（1）录入被检者的基本信息：如姓名、性别、年龄、ID 号、体重等。

（2）选择膝关节 MRI 检查序列。

（3）进入膝关节 MRI 检查部位界面，首先扫描定位像；然后进行矢状面（Sag）、冠状面（Cor）及横断面（Ax）定位。①矢状面在横断面像上定位，扫描基线垂直于股骨内外髁后缘连线，平行于股骨与胫骨的长轴，范围覆盖股骨内、外侧髁或膝关节软组织内外侧缘。②如果常规矢状面交叉韧带显示不佳，可增加斜矢状面 fs-PDWI 序列或轻 fs-T_2WI 序列，在横断面像上定位，扫描基线向前内方向倾斜 10°～15°，大致与股骨外侧髁前缘平行。③斜冠状面在横断面像上定位，扫描基线平行于股骨内、外侧髁后缘连线；在矢状面像上定位，扫描基线平行于膝关节上下长轴。范围覆盖髌骨前缘至关节软组织后缘或病变。④横断面在冠状面像和矢状面像上定位，扫描基线平行于胫骨平台，范围覆盖髌骨上缘至腓骨小头或病变区域。SFOV≤200mm×200mm。层厚/层间距为（4～5）mm/1mm。

（4）扫描序列的选择：①扫描平面以斜矢状面、冠状面为主，并辅以横断面，扫描序列包括矢状面 T_1WI 序列及 fs-PDWI 序列或轻 fs-T_2WI 序列，斜冠状面 fs-PDWI 序列或轻 fs-T_2WI 序列，横断面 fs-PDWI 序列或轻 fs-T$_2$WI 序列;②辅助序列:需要观察半月板及关节软骨选用矢状面 PDWI;观察关节软骨病变选用矢状面 3D 梯度回波序列。

（5）发现病变需要增强时,使用横断面、冠状面及矢状面 fs-T$_1$WI 序列或视病变采用最佳平面,层面参数与平扫一致。采用钆（Gd）对比剂,剂量为 0.1mmol/kg 或遵药品使用说明书,静脉注射,注射速度为 2~3ml/s,对比剂注射完成后开始增强扫描。

（6）将影像信息传输到 PACS。

（7）排版和打印胶片,一般打印矢状面、冠状面、横断面 MR 影像。

（8）将受检者移出磁体间,关闭磁屏蔽门,检查结束。

（9）观察、测量并记录不同扫描序列所得肩关节 MR 图像的信噪比、对比噪声比及扫描时间。

【实训结果】

1. 通过实训,了解膝关节 MRI 检查全过程。

2. 通过实训,了解膝关节 MRI 检查临床应用。

3. 通过实训,掌握膝关节 MRI 的图像特点。

4. 书写实训报告和体会。

操作二　髋关节 MRI 检查

【技术要点】

髋关节 MRI 检查不但能够显示髋关节病变,而且有助于了解病变与毗邻结构的关系,为临床治疗方案的制订和预后评估提供有价值的信息,已经成为诊断和鉴别诊断髋关节疾病的重要检查方法。

【实训目的】

1. 掌握髋关节 MRI 检查适应证和禁忌证。

2. 掌握髋关节 MRI 检查的步骤。

3. 掌握髋关节 MRI 检查的定位方法。

4. 掌握常规髋关节 MRI 的图像特点。

5. 熟悉髋关节 MRI 检查的序列选择。

【实训器材】

1. 磁共振成像仪。

2. 体部相控阵线圈。

3. 检查自愿者（受检者）,激光胶片和打印机。

【实训学时】

1 学时。

【实训注意事项】

1. 严格遵守 MRI 设备操作规程。

2. 实训人员及受检者进入磁体间前应去除所有磁性物品（如硬币、钥匙、手表、手机、磁卡、发夹等）并妥善保管。

3. 确认进入磁体间的实训人员及受检者无磁共振成像检查禁忌证。

4. 签署 MRI 检查同意书。

【实训步骤】

1. 检查前准备

（1）认真核对 MRI 检查申请单,了解病情,明确检查目的和要求。

（2）向受检者讲述检查过程,消除恐惧心理,争取检查时合作。

2. 线圈选择　选择体部相控阵线圈。

3. 体位设计　仰卧位,头先进或足先进。髋关节成像尽量保持两侧髋关节对称,定位中心对准线圈中心及两次股骨粗隆连线中点,脚尖并拢。

4. 检查方法与流程

（1）录入被检者的基本信息:如姓名、性别、年龄、ID 号、体重等。

（2）选择髋关节 MRI 检查序列。

（3）进入髋关节 MRI 检查部位界面,首先扫描定位像;然后进行冠状面（Cor）及横断面（Ax）定位。①髋关节冠状面在横断面像上定位,扫描基线平行于两侧股骨头中心连线,范围覆盖股骨头前缘至股骨大转子后缘;②横断面在冠状面像上定位,扫描基线平行于两侧髋臼上缘或两侧股骨头中点连线,范围从髋臼上缘至耻骨联合下缘水平,即覆盖髋臼至股骨大转子;③斜矢状面平行于股骨颈,可观察髋臼唇的垂直断面;④斜矢状面垂直于前后唇连线,可较好地分析上下髋臼唇。SFOV≤300mm×300mm。层厚/层间距为（4~5）mm/1mm。

（4）扫描序列的选择:①以冠状面和横断面为主,髋关节扫描序列包括冠状面 fs-T_2WI 序列、T_1WI 序列,横断面 fs-T_2WI 序列、T_1WI 序列;②辅助序列:在进行股骨头缺血坏死范围定量测量时,增加矢状面 fs-T_2WI 序列和 T_1WI 序列;观察髋臼唇及髋关节软骨病变时,增加斜矢状面或斜冠状面 PDWI 序列、T_2 * WI 序列和 3D 梯度回波序列。

（5）发现病变需要增强时,使用横断面、冠状面 fs-T_1WI 序列,层面参数与平扫一致。采用钆（Gd）对比剂,剂量为 0.1mmol/kg 或遵药品使用说明书,静脉注射,注射速度为 2~3ml/s,对比剂注射完成后开始增强扫描。

（6）将影像信息传输到 PACS。

（7）排版和打印胶片,一般打印矢状面、冠状面、横断面 MR 影像。

（8）将受检者移出磁体间,关闭磁屏蔽门,检查结束。

（9）观察、测量并记录不同扫描序列所得肩关节 MR 图像的信噪比、对比噪声比及扫描时间。

【实训结果】

1. 通过实训,了解髋关节 MRI 检查全过程。

2. 通过实训,了解髋关节 MRI 检查临床应用。

3. 通过实训,掌握髋关节 MRI 的图像特点。

4. 书写实训报告和体会。

（杨永贵　周学军）

实训十六　外周神经及血管 MRI 检查技术

操作一　臂丛神经 MRI 检查

【技术要点】

臂丛神经 MRI 检查可以对臂丛神经外伤、肿瘤、局部压迫、炎症、免疫性疾病等病变进行定位与定性诊断,为临床制订治疗计划和评估预后提供有价值的信息。

【实训目的】

1. 掌握臂丛神经 MRI 检查适应证和禁忌证。

2. 掌握臂丛神经 MRI 检查的步骤。

3. 掌握臂丛神经 MRI 检查的定位方法。

4. 掌握臂丛神经 MRI 的图像特点。

5. 熟悉臂丛神经 MRI 检查的序列选择。

【实训器材】

1. 磁共振成像仪。

2. 头颈联合线圈和腹部相控阵线圈/心脏专用相控阵线圈。

3. 检查自愿者(受检者),激光胶片和打印机。

【实训学时】

1 学时。

【实训注意事项】

1. 严格遵守 MRI 设备操作规程。

2. 实训人员及受检者进入磁体间前应去除所有磁性物品(如硬币、钥匙、手表、手机、磁卡、发夹等)并妥善保管。

3. 确认进入磁体间的实训人员及受检者无磁共振成像检查禁忌证。

4. 签署 MRI 检查同意书。

【实训步骤】

1. 检查前准备

(1) 认真核对 MRI 检查申请单,了解病情,明确检查目的和要求。

(2) 向受检者讲述检查过程,消除恐惧心理,争取检查时合作。

2. 线圈选择 头颈联合线圈和腹部相控阵线圈/心脏专用相控阵线圈。

3. 体位设计 受检者取仰卧位,头先进,双上肢自然置于身体两侧,将磁共振成像专用沙包或者海绵垫于受试者的上臂和前臂后面使上肢与检查床平行,要求头颈部摆正,双肩对称。嘱其平静呼吸,避免吞咽动作并保持静止。定位中心对准 C_6 水平。打开激光灯,移动床面至定位灯对准 C_6 水平,锁定位置后进床至磁体中心。

4. 检查方法与流程

(1) 录入被检者的基本信息:如姓名、性别、年龄、ID 号、体重等。

(2) 选择臂丛神经 MRI 扫描序列。

(3) 进入臂丛神经 MRI 检查部位界面,首先扫描定位像;接着扫描颈椎常规序列;然后进行斜冠状面定位。斜冠状面在正中矢状面与横断面上定位,当颈、胸椎排列连线为直线或类似直线时,扫描基线大致与各椎体后缘平行;当其排列连线为曲线时,扫描线与 C_{5-6} 椎体后缘平行。扫描上下覆盖范围至少为 C_1 椎体上缘至 T_5 椎体下缘,前后范围为胸骨后缘至椎管后缘,左右两侧包括腋窝。FOV 为 384~448mm。层厚/层间距为 1mm/0mm。

(4) 扫描序列的选择:对于臂丛节前神经以高分辨 3D CISS/FIESTA-C 序列为佳,但节后神经以对比增强 3D T_2 SPACE-STIR 序列最佳。联合应用脂肪抑制技术和抑制血液信号的 FSE 重 T_2WI 序列的神经成像术(MR neurography,MRN),可获得臂丛及其分支的神经纤维束的高分辨力图像。另外,背景抑制弥散加权成像(DWIBS)也可清晰显示臂丛神经和节后神经的大体走行,但空间分辨力较差。

(5) 扫描顺序:①颈椎常规平扫;②T_2 TIRM-cor,T_1 vibe_dixon,DWIBS;③注射钆对比剂,剂量为 0.15mmol/kg,静脉注射速度为 2ml/s;④行 T_2 SPACE-STIR 和 T_1_vibe_dixon 序列扫描。

(6) 将影像信息传输到 PACS。

（7）排版和打印胶片，一般打印斜冠状面 T_2 TIRM-cor 和 T_2 SPACE-STIR 靶 MIP 处理 MR 影像。

（8）将受检者移出磁体间，关闭磁屏蔽门，检查结束。

（9）观察、测量并记录不同扫描序列所得臂丛神经 MR 图像的信噪比、对比噪声比及扫描时间。

【实训结果】

1. 通过实训，了解臂丛神经常规 MRI 检查全过程。

2. 通过实训，了解臂丛神经常规 MRI 检查临床应用。

3. 通过实训，掌握臂丛神经常规 MRI 的图像特点。

4. 书写实训报告和体会。

操作二 下肢血管 MRI 检查

【技术要点】

下肢血管 MRI 检查可以清晰显示下肢动脉血管狭窄、血管腔闭塞、血管畸形、血栓性脉管炎及动脉瘤等血管性病变，为临床制订治疗计划和评估预后提供有价值的信息。

【实训目的】

1. 掌握下肢血管 MRI 检查适应证和禁忌证。

2. 掌握下肢血管 MRI 检查的步骤。

3. 掌握下肢血管 MRI 检查的定位方法。

4. 掌握下肢血管 MRI 的图像特点。

5. 熟悉下肢血管 MRI 检查的序列选择。

【实训器材】

1. 磁共振成像仪。

2. 双下肢相控阵矩阵线圈。

3. 检查自愿者（受检者），激光胶片和打印机。

【实训学时】

1 学时。

【实训注意事项】

1. 严格遵守 MRI 设备操作规程。

2. 实训人员及受检者进入磁体间前应去除所有磁性物品（如硬币、钥匙、手表、手机、磁卡、发夹等）并妥善保管。

3. 确认进入磁体间的实训人员及受检者无磁共振成像检查禁忌证。

4. 签署 MRI 检查同意书。

【实训步骤】

1. 检查前准备

（1）认真核对 MRI 检查申请单，了解病情，明确检查目的和要求。

（2）向受检者讲述检查过程，消除恐惧心理，争取检查时合作。

2. 线圈选择 双下肢相控阵矩阵线圈。

3. 体位设计 仰卧位，足先进。下肢长轴与检查床平行，为使大腿、小腿的前后中心处于同一水平面，可利用软垫抬高腿部 5~10cm。定位中心位于髂前上棘平面。打开激光灯，移动床面至定位灯对准髂前上棘平面，锁定位置后进床至磁体中心。

4. 检查方法与流程

(1) 录入被检者的基本信息:如姓名、性别、年龄、ID 号、体重等。

(2) 选择下肢血管 MRI 扫描序列。

(3) 进入下肢血管 MRI 检查部位界面,首先扫描定位像;在各段三平面定位像上,利用 2D TOF 技术分别进行各分段血管成像,然后进行 MIP 矢状面重建,在矢状面血管 MIP 图像上精确定位前后扫描范围。FOV 为 500mm,层厚为 1.5mm。

(4) 扫描序列的选择:3D CE-MRA 采用高分辨力采集及减影技术,以充分显示血管。全下肢的血管成像要求检查床具有精密的自动步进功能。跟随对比剂在动脉中的流动,扫描床自动步进,分段改变采集视野获得各段冠状面图像。从大血管近心端直至四肢血管远心端通常需要三段以上的扫描视野,最后将分段采集的图像联合拼接成完整的全下肢血管像。

(5) 对比剂剂量和注射速率:对比剂总量 0.2mmol/kg,应用高压注射器从肘静脉分两个时相注入:第一时相用量 0.1mmol/kg,注射速率 2.0ml/s;第二时相则改变速率为 0.5ml/s 注入余量对比剂。对比剂注射完毕后再以 0.5ml/s 的速率注入等量的生理盐水。在下肢血管 3D CE-MRA 检查中,注射对比剂后扫描时间的选择影响到整个检查成败。透视触发技术能较好地掌握扫描时机。当观察到对比剂进入目标血管时,立即从 2D 透视序列切换到 3D CE-MRA 序列。考虑到下肢血管闭塞程度的不同,应根据大血管血流速度的快慢,适当调整延迟扫描时间。

(6) 将影像信息传输到 PACS。

(7) 排版和打印胶片,一般打印拼接后最大信号投影(MIP)影像。

(8) 将受检者移出磁体间,关闭磁屏蔽门,检查结束。

(9) 观察、测量并记录不同扫描序列所得下肢血管 MR 图像的信噪比、对比噪声比及扫描时间。

【实训结果】

1. 通过实训,了解下肢血管常规 MRI 检查全过程。

2. 通过实训,了解下肢血管常规 MRI 检查临床应用。

3. 通过实训,掌握下肢血管常规 MRI 的图像特点。

4. 书写实训报告和体会。

(孔祥闯 周学军)

第二部分 习题与答案

实训一 习 题

一、选择题

1. 第一幅人体 MR 图像诞生于
   A. 1946 年　　　B. 1967 年　　　C. 1972 年　　　D. 1973 年　　　E. 1977 年

2. 第一幅人体 MR 图像是
   A. 颅脑断面图像　　　　　B. 颈椎断面图像　　　　　C. 肝脏断面图像
   D. 手腕断面图像　　　　　E. 膝关节断面图像

3. MRI 技术的最突出优点是
   A. 不存在电离辐射　　　　B. 不存在骨伪影　　　　　C. 直接进行血管成像
   D. 任意方向成像　　　　　E. 扫描速度快

4. 以下 MRI 检查的优势中,不包括
   A. 不存在电离辐射　　　　B. 不存在骨伪影　　　　　C. 直接进行血管成像
   D. 任意方向成像　　　　　E. 扫描速度快

5. 以下 MR 成像的组织参数中,不包括
   A. T_1 值　　　　　　　B. T_2 值　　　　　　　C. 质子密度
   D. 血流速度　　　　　　　E. 衰减系数

6. 关于直接血管成像原理的叙述中,错误的是
   A. 利用流空效应心脏大血管及周围结构　　　B. MRA 利用"流入增强效应"成像
   C. MRA 利用相位对比的敏感性成像　　　　　D. MRA 利用血液的 T_1 值差异成像
   E. MRA 能直接显示血管结构

7. 以下 MR 成像技术中,属于功能成像技术的是
   A. T_1WI　　　B. T_2WI　　　C. PDWI　　　D. PWI　　　E. MRA

8. 以下 MR 成像技术中,不属于功能成像技术的是
   A. MRA　　　B. MRS　　　C. PWI　　　D. DWI　　　E. BOLD

9. 在 MR 图像上通常表现为低信号的组织是
   A. 脑白质　　　B. 脑灰质　　　C. 脑脊液　　　D. 骨皮质　　　E. 头皮

10. 对于以下病变,CT 检查与 MRI 检查相比,具有绝对优势的是
    A. 头颅病变　　　　　　　B. 头颈移行区病变　　　　　C. 肺部病变

D. 肝脏病变　　　　　　　　　E. 淋巴结病变

11. 眼球金属异物作为 MRI 检查绝对禁忌证的最主要原因是

    A. 强大的静磁场容易使铁磁性异物移位

    B. 射频能量容易被眼球吸收

    C. 梯度场的反复切换生成诱导电流而发热

    D. 检查时间长

    E. 要求特殊检查体位

12. 下列 MR 成像技术中,属于水成像技术的是

    A. MR 血管成像　　　　B. MR 胰胆管成像　　　　C. MR 动态增强成像

    D. T_1 加权成像　　　　E. MR 臂丛成像

13. 下列各项中,**不属于** MRI 检查禁忌证的是

    A. 有心脏起搏器的患者　　　　　　　B. 手术后动脉夹存留患者

    C. 有人工金属心脏瓣膜患者　　　　　D. 眼内存有金属异物患者

    E. 妊娠后期

14. 下列各项中,**不属于** MRI 检查适应证的是

    A. 子宫肌瘤　　　　　　B. 肝硬化　　　　　　C. 脑肿瘤

    D. 妊娠不足 3 个月　　　E. 骨关节外伤

15. 体内有钛合金等材料的患者进行 MRI 检查时,应注意

    A. 可造成脱落　　　　　　　　　　　B. 会产生金属伪影

    C. 时间不能过长,以免灼伤　　　　　D. 会产生容积效应

    E. 会产生磁敏感伪影

16. 受检者进行 MRI 检查时,体温的变化主要是由于

    A. 静磁场的生物效应造成的

    B. 射频场的生物效应造成的

    C. 层面选择梯度场的生物效应造成的

    D. 相位编码梯度场的生物效应造成的

    E. 频率编码梯度场的生物效应造成的

17. 以下关于磁共振成像设备对受检者体内铁磁性置入物的影响中,**错误**的是

    A. 置入物的位置发生变化　　B. 置入物发生功能紊乱　　C. 置入物的热效应

    D. 置入物周围组织的灼伤　　E. 不会有任何反应

18. 下列措施中,**不能**减少幽闭恐惧症患者症状的是

    A. 允许一名受检者亲属或朋友进扫描间陪同

    B. 采用镇静药物

    C. 对受检者进行心理疏导

    D. 使用 MRI 专用耳机为受检者播放音乐

    E. 向受检者说明幽闭恐惧症

19. 下列关于 MRI 检查安全的叙述中,**不正确**的是

    A. 有心脏起搏器的患者不能行 MRI 检查

    B. 注射对比剂增强的患者应提前准备好留置针

    C. 患者注射对比剂后观察 30min 后才能离开

    D. 发生过碘对比剂不良反应的患者可以做 MRI 增强

　　　E. 孕妇可以进行 MRI 增强检查

20. 梯度磁场生物效应的表现**不包括**

　　　A. 引起周围神经刺激　　　　　B. 可引起心室或心房纤颤　　　　C. 可引起心律不齐

　　　D. 可诱发幽闭恐惧症　　　　　E. 可导致磁致光幻视

21. 下列患者中,可以行 MRI 检查的是

　　　A. 带有心脏起搏器者　　　　　B. 心脏病患者　　　　　　　　　C. 术后动脉夹存留者

　　　D. 换有人工金属瓣膜者　　　　E. 体内有胰岛素泵者

22. 磁共振成像系统对体内铁磁性置入物可能造成的影响**不包括**

　　　A. 功能紊乱　　　　　　　　　　B. 转动　　　　　　　　　　　　C. 局部升温

　　　D. 被吸引出体外　　　　　　　　E. 移位

23. 以下有关孕妇进行 MRI 检查的叙述中,**错误**的是

　　　A. 3 个月内的孕妇慎重检查

　　　B. 磁场会对胎儿产生生物效应

　　　C. 分化中的细胞易受生理因素的干扰

　　　D. 孕期工作人员尽量在 1mT 线以外活动

　　　E. 致畸作用的概率随孕周增加逐步升高

24. MRI 检查前的准备工作中,**不正确**的是

　　　A. 仔细阅读检查申请单、询问病史及有关资料

　　　B. 查看过去的影像检查资料

　　　C. 检查有无金属异物,对 MRI 禁忌证患者谢绝检查

　　　D. 早期脑梗死等危重患者不能做 MRI 检查

　　　E. 查找本院"老片",以此对比病变变化

25. 关于 MRI 检查禁忌证的描述,**不正确**的是

　　　A. 有心脏起搏器的患者不能行 MRI 检查

　　　B. 有人工金属心脏瓣膜的患者不能行 MRI 检查

　　　C. 有金属假肢、金属关节的患者不能行 MRI 检查

　　　D. 体内置有胰岛素系或神经刺激器的患者不能行 MRI 检查

　　　E. 孕妇可以进行 MRI 检查

26. 下列各项中,**不属于**磁共振成像检查禁忌证的是

　　　A. 安装心脏起搏器者　　　　　　B. 动脉瘤术后动脉夹存留者

　　　C. 妊娠 3 个月内孕妇　　　　　　D. 做钡灌肠检查后钡剂没有排空的受检者

　　　E. 体内弹片存留者

27. 关于磁共振成像设备对受检者体内铁磁性置入物的影响,**错误**的是

　　　A. 置入物的位置发生变化　　　　B. 置入物发生功能紊乱

　　　C. 置入物的热效应　　　　　　　D. 置入物周围组织的灼伤

　　　E. 不会有任何反应

28. 有关孕妇进行 MRI 检查的描述,**错误**的是

　　　A. 3 个月内的孕妇慎重检查

　　　B. 磁场不会对胎儿产生生物效应

　　　C. 分化中的细胞易受生理因素的干扰

　　　D. 孕期工作人员尽量在 1mT 线以外活动

E. 致畸作用的概率与孕周有关

29. **不适用**人体 MR 成像的磁场强度为

    A. 0.2T   B. 0.5T   C. 1.0T   D. 2.0T   E. 4.7T

30. 关于静磁场 B_0 生物效应的描述,**错误**的是

    A. 静磁场不影响人的体温   B. 静态血磁效应可以忽略不计

    C. 不会引起心律不齐或心率变化   D. 将引起心电图变化

    E. 可导致某种显著的神经电生理变化

31. 梯度磁场生物效应的表现**不包括**

    A. 引起周围神经刺激   B. 可引起心室或心房纤颤

    C. 可引起心律不齐   D. 可诱发幽闭恐惧症

    E. 可导致磁致光幻视

32. 磁共振成像中,与特殊吸收率**无关**的参数是

    A. 静磁场强度   B. 梯度场强度   C. RF 脉冲的类型

    D. 线圈效率   E. 成像组织容积

33. 射频磁场的生物效应主要表现为

    A. 体温的变化   B. 心电图发生变化   C. 心律不齐

    D. 噪音   E. 周围神经刺激

34. 受检者进行磁共振成像检查时,噪音主要是由于

    A. 静磁场   B. 射频场   C. 梯度场的快速切换

    D. B_1 场   E. B_0 场

35. 磁共振成像检查前先测量受检者的体重,并输入计算机,其目的是

    A. 由计算机选用不同的梯度磁场强度   B. 由计算机设定射频发射功率的上限

    C. 由计算机选用不同的 TR 值   D. 由计算机选用不同的 TE 值

    E. 以防受检者过重将检查床压坏

36. 美国 FDA 制定的医疗用途 RF 电磁场 SAR 值的安全标准为

    A. 全身平均 SAR 值≤0.4W/kg   B. 全身平均 SAR 值≤1.4W/kg

    C. 全身平均 SAR 值≤2.4W/kg   D. 全身平均 SAR 值≤3.4W/kg

    E. 全身平均 SAR 值≤4.4W/kg

37. 目前临床应用的 MRI 检查引起的噪音范围一般是

    A. 10~30dB   B. 20~65dB   C. 65~95dB

    D. 85~110dB   E. 100~120dB

38. 以下情况中,做 MRI 检查相对安全的是

    A. 心功能衰竭的患者   B. 心律不齐的患者行 EPI 扫描

    C. 带有心脏起搏器的患者   D. 进行胆汁引流的患者

    E. 体内有磁场不相容性支架

39. 磁共振静磁场的生物效应**不包括**

    A. 温度效应   B. 磁流体动力学效应

    C. 中枢神经系统效应   D. 心电图改变

    E. 射频场对体温的影响

40. 以下关于磁共振物理现象的叙述中,**错误**的是

    A. 质子在一定磁场强度下,自旋磁矩以 Lamor 频率做旋进运动

B. 进动频率与磁场强度无关

C. 进动是磁场中磁矩矢量的旋进运动

D. 当射频脉冲频率与 Lamor 频率一致,方向与 B_0 方向垂直时,进动的磁矩将吸收能量,改变旋进角度(增大),旋进方向将偏离 B_0 方向

E. B_1 强度越大,进动角度改变越快,但频率不变

41. 磁共振产生的必要条件是

A. 自旋质子受到 B_1 射频场的激励

B. 外加强磁场中的自旋质子受到 B_1 射频场的激励

C. 外加强磁场中的自旋质子受到垂直于主磁场的 B_1 射频场的激励

D. 外加强磁场中的自旋质子受到垂直于主磁场且与其进动频率相同的 B_1 射频场的激励

E. 外加强磁场中的自旋质子受到与自旋质子进动频率相同的 B_1 射频场的激励

42. 下列叙述中,**错误**的是

A. 原子核在外加 RF(B_1)作用下产生共振

B. 共振吸收能量,磁矩旋进角度变大

C. 共振吸收能量,偏离 B_0 轴的角度变小

D. 原子核发生共振达到稳定高能态后,从外加 B_1 消失开始到恢复至发生磁共振前的平衡状态为止,整个变化过程叫弛豫过程

E. 弛豫过程是一种能量传递的过程,需要一定的时间,磁矩的能量状态随时间延长而改变

43. 关于磁共振成像的描述,正确的是

A. 利用声波对置于磁场中具有自旋特性原子核进行激发,产生磁共振现象而进行的成像方法

B. 利用声波对置于磁场中不具有自旋特性原子核进行激发,产生磁共振现象而进行的成像方法

C. 利用射频电磁波对置于磁场中具有自旋特性原子核进行激发,产生磁共振现象而进行的成像方法

D. 利用射频电磁波对置于磁场中不具有自旋特性原子核进行激发,产生磁共振现象而进行的成像方法

E. 利用音频电磁波对置于磁场中具有自旋特性原子核进行激发,产生磁共振现象而进行的成像方法

44. MR 成像的基础是

A. 组织间吸收系数的差别　　　　　　　　B. 组织间密度高低的差别

C. 进动频率的差别　　　　　　　　　　　D. 组织间弛豫时间上的差别

E. 磁场强度的差别

45. 用于人体磁共振成像的是

A. 原子　　　　　　　B. 氧质子　　　　　　　C. 电子

D. 氢中子　　　　　　E. 氢质子

46. 下列**不能**产生磁共振信号的是

A. ^1H　　　B. ^2H　　　C. ^{19}F　　　D. ^{31}P　　　E. ^{23}Na

47. 可用于磁共振成像的原子是

A. 质子和电子个数均为偶数　　　　　B. 质子和中子个数均为偶数

C. 质子和电子个数均为奇数　　　　　D. 质子和中子个数为奇数

E. 中子和电子个数为奇数

48. 关于磁矩概念的叙述,**错误**的是

　　A. 磁矩是一个总和概念

　　B. 磁矩是一个动态形成的过程

　　C. 磁矩在磁场中是随质子进动的不同而变化

　　D. 磁矩越大,B_0(外加磁场)方向上的磁化分量值就越小

　　E. 磁矩有空间方向性

49. 关于磁矩的描述,正确的是

　　A. 磁矩的方向总是与外加静磁场的方向一致

　　B. 磁矩的方向大多数与外加静磁场的方向一致

　　C. 磁矩的方向大多数与外加静磁场的方向相反

　　D. 磁矩的方向少部分与外加静磁场的方向相反

　　E. 磁矩的方向是杂乱无章的

50. 自旋原子核在强磁场中的运动形式称为进动,下列叙述中**错误**的是

　　A. 自旋原子核在自旋的同时又绕 B_0 轴做旋转运动

　　B. 在平衡状态下,自旋原子核总磁矩围绕 B_0 旋转的角度相对恒定

　　C. 外加强磁场的大小与原子核总磁矩围绕 B_0 旋转的角度无关

　　D. 在外加强磁场作用下,自旋原子核以一定的频率进动

　　E. 外加磁场的大小与自旋原子核的进动频率成正比

51. 处于主磁场中的质子除了自旋运动外,还环绕着主磁场方向轴旋转,称之为

　　A. 进动　　　　B. 转动　　　　C. 摆动　　　　D. 自旋　　　　E. 旋转

52. 在 Lamor 方程 $\omega = r \cdot B_0$ 中,正确的是

　　A. ω 为磁旋比,γ 为进动频率,B_0 为主磁场强度

　　B. ω 为磁旋比,γ 弛豫时间,B_0 为主磁场强度

　　C. ω 为磁旋比,γ 进动频率,B_0 为射频脉冲强度

　　D. ω 为进动频率,γ 为磁旋比,B_0 为主磁场强度

　　E. ω 为主磁场强度,γ 进动频率,B_0 为磁旋比

53. 关于原子核进动频率的说法中,正确的是

　　A. 原子核的进动频率固定不变　　　　B. 原子核的进动频率与射频脉冲成正比

　　C. 原子核的进动频率与密度成正比　　D. 原子核的进动频率与主磁场强度成正比

　　E. 原子核的进动频率与空间成正比

54. 当质子群置于外加静磁场时,正确的是

　　A. 逆磁场方向排列的质子处于高能不稳态

　　B. 顺磁场方向排列的质子处于高能稳态

　　C. 顺磁场方向排列的质子处于高能不稳态

　　D. 逆磁场方向排列的质子处于低能稳态

　　E. 逆磁场方向排列的质子处于低能不稳态

55. 以下关于人体组织共振频率与磁强度关系的叙述中,正确的是

　　A. 相同的人体组织在不同的磁场强度下,其共振频率相同

  B. 相同的人体组织在不同的磁场强度下,其共振频率不同

  C. 不相同的人体组织在不同的磁场强度下,其共振频率相同

  D. 不相同的人体组织在相同的磁场强度下,其共振频率相同

  E. 相同的人体组织在相同的磁场强度下,其共振频率是随机的

56. 磁共振成像中,为了激发静磁场中的原子核,利用的是

  A. 射频微波　　　　　　　B. 射频激光　　　　　　　C. 射频电磁波

  D. 射频红外线　　　　　　E. X 线

57. 为了产生磁共振现象,则射频脉冲必须满足

  A. 脉冲发射频率必须等于自旋核在主磁场的进动频率

  B. 能使合磁矢量偏转 90°

  C. 能使合磁矢量偏转 180°

  D. 持续时间等于弛豫时间

  E. 频率连续变化

58. 射频脉冲关闭后,宏观磁化矢量逐渐恢复到原来的平衡状态,这一过程称

  A. 纵向弛豫　　　　　　　B. 纵向恢复　　　　　　　C. 横向弛豫

  D. 横向恢复　　　　　　　E. 弛豫过程

59. 以下关于磁共振弛豫的描述中,**错误**的是

  A. 外加 B_1 射频场停止激励开始,共振原子核回到平衡状态的过程

  B. 弛豫是一个能量传递的过程

  C. 弛豫是一个吸收能量的过程

  D. 弛豫是一个释放能量的过程

  E. 弛豫包括纵向弛豫和横向弛豫

60. 以下关于弛豫概念的叙述中,**错误**的是

  A. 弛豫过程是一个能量转变的过程

  B. 从射频脉冲消失开始,高能原子核恢复至发生磁共振前低能原子核状态的过程

  C. 弛豫过程是一个吸收能量的过程

  D. 纵向弛豫是从零状态恢复到最大的过程

  E. 横向弛豫是从最大值恢复到零状态的过程

61. 以下关于弛豫的描述中,**错误**的是

  A. 射频磁场消失后,组织恢复至发生磁共振前的平衡状态为弛豫过程

  B. 弛豫过程分纵向弛豫和横向弛豫

  C. 弛豫过程是能量变化的过程

  D. 横向弛豫和纵向弛豫同时发生

  E. 横向弛豫在先,纵向弛豫在后

62. 关于纵向弛豫的描述,正确的是

  A. 一个从零状态恢复到最大值的过程　　B. 一个从最大值恢复至零状态的过程

  C. T_2 时间　　　　　　　　　　　　　D. T_1 时间

  E. 横向弛豫和纵向弛豫不是同时发生

63. 纵向弛豫是指

A. 从最小值 0% 的状态恢复到最大值 33% 的过程

B. 从最小值 0% 的状态恢复到最大值 37% 的过程

C. 从最小值 0% 的状态恢复到最大值 63% 的过程

D. 从最小值 0% 的状态恢复到最大值 67% 的过程

E. 从最小值 0% 的状态恢复到最大值 100% 的过程

64. 纵向弛豫又称

A. T_2 弛豫 　　　　　　　　　　　　B. 自旋-晶格弛豫

C. 自旋-自旋弛豫 　　　　　　　　　　D. 纵向磁化矢量逐步消失的过程

E. 横向磁化矢量逐步消失的过程

65. 纵向弛豫是指 90° 射频脉冲结束后,宏观磁化矢量

A. M_{xy} 由小变大的过程 　　　　　　B. M_{xy} 由大变为零的过程

C. M_z 由大变小的过程 　　　　　　　D. M_z 由零逐渐恢复到平衡状态的过程

E. M_{xy} 由零逐渐恢复到平衡状态的过程

66. 纵向磁化向量弛豫到均衡表示返回到

A. 低能量状态 　　　　　　　　　　　B. 相同的能量状态

C. 较高的能量状态 　　　　　　　　　D. 由组织决定的能量平衡状态

E. 0

67. T_1 值是指 90° 脉冲后,纵向磁化矢量在该时间内恢复到最大值的比例是

A. 36% 　　　B. 37% 　　　C. 63% 　　　D. 73% 　　　E. 99%

68. 以下关于 T_1 值的叙述中,**错误**的是

A. 当 B_1 终止后,纵向磁化向量逐渐恢复至 RF 作用前的状态,这个过程叫纵向弛豫,所需时间为纵向弛豫时间或 T_1 时间

B. 使纵向弛豫恢复到与激发前完全一样的时间很长,有时是一个无穷数

C. 把纵向弛豫恢复到 63% 时所需要的时间定为一个单位 T_1 时间,称 T_1 值

D. T_1 是反映组织纵向弛豫快或慢的物理指标

E. 人体各种组织的组成成分不同,因而有不同的 T_1 值

69. 一般地讲,当 B_0 增加时,T_1 弛豫时间将

A. 减少 　　　　　　　B. 保持不变 　　　　　　　C. 增加

D. 依不同组织而异 　　E. 为 0

70. 横向弛豫又称

A. T_1 弛豫 　　　　　　　　　　　　B. 自旋-晶格弛豫

C. 自旋-自旋弛豫 　　　　　　　　　　D. 纵向磁化矢量逐步恢复的过程

E. 横向磁化矢量逐步恢复的过程

71. 产生横向弛豫是因为

A. 能量被 RF 吸取 　　　　　　　　　B. 能量被 RF 释放

C. 自旋质子独立存在 　　　　　　　　D. 自旋质子相互作用

E. 自旋质子不存在

72. 以下关于横向磁化矢量的描述中,**错误**的是

A. 在磁共振过程中受射频激励产生的横向磁化矢量与主磁场 B_0 垂直

B. 横向磁化矢量围绕主磁场 B_0 方向旋进

C. 横向磁化矢量 M_{xy} 变化使位于被检体周围的接收线圈产生感应电流

D. 感应电流大小与横向磁化矢量成反比

E. 感应电流大小与横向磁化矢量成正比

73. 以下关于横向弛豫的描述中,正确的是
   A. 一个从零状态恢复到最大值的过程
   B. 一个从最大值恢复至零状态的过程
   C. T_2 时间
   D. T_1 时间
   E. 横向弛豫和纵向弛豫不是同时发生

74. T_2 值是指横向磁化矢量在该时间内衰减到最大值的比例是
   A. 36%　　　B. 37%　　　C. 63%　　　D. 73%　　　E. 99%

75. 下列叙述中,**错误**的是
   A. 横向弛豫是一个从最大值恢复到零状态的过程
   B. 在 RF 作用下,横向磁矩发生了偏离,与中心轴有夹角
   C. XY 平面上出现了分磁矩 M_{xy}
   D. 当 B_1 终止后,XY 平面上的分磁距将逐渐减少,直至恢复到 RF 作用前的零状态
   E. 将横向磁矩减少到最大值 37% 时所需要的时间定为 T_2 值

76. T_2^* 值小于 T_2 值的原因是
   A. 主磁场强度
   B. 磁场非均匀度
   C. 梯度场线性度
   D. 梯度场强度
   E. 射频场线性度

77. 以下关于磁场强度对组织弛豫时间的影响叙述中,正确的是
   A. T_1 值随场强的增加缩短
   B. T_2 值随场强的增加延长
   C. T_1 值随场强的增加延长
   D. T_2 值随场强的增加缩短
   E. T_1 值、T_2 值与磁场强度无关

78. 关于磁共振信号的说法,正确的是
   A. 是主磁场发射的电磁波,它具有一定的相位、频率和强度
   B. 是射频脉冲发射的电磁波,它具有一定的频率和强度,但不具有相位性
   C. 是梯度磁场发射的电磁波,它具有一定的频率和强度,但不具有相位性
   D. 是 MRI 机中使用的接收线圈探测到的电磁波,它具有一定的相位、频率和强度
   E. MRI 设备中发射线圈与接收线圈一般不会作为同一个线圈

79. 导致不同组织在 MRI 上信号明暗不同的因素中,**无关**的是
   A. 组织间密度差异
   B. 组织的 T_1 值
   C. 组织的 T_2 值
   D. 组织间质子密度差异
   E. 组织的磁敏感性

80. 下列关于信号强度的叙述中,正确的是
   A. T_1 越短信号越强;T_2 越短信号越强
   B. T_1 越短信号越弱;T_2 越短信号越弱
   C. T_1 越长信号越强;T_2 越长信号越强
   D. T_1 越短信号越强;T_2 越短信号越弱
   E. T_1 越长信号越强;T_2 越长信号越弱

81. 关于影响 MR 信号检测因素的叙述,**错误**的是
   A. 化学位移
   B. 固体结构
   C. 弛豫时间 T_1
   D. 弛豫时间 T_2
   E. 生物体中的质子密度

82. MRI 的空间定位主要依赖于
   A. 主磁场
   B. 梯度磁场
   C. 射频发射脉冲
   D. K 空间填充方法
   E. 射频接收脉冲

83. 关于梯度磁场的描述,正确的是

A. 一个较弱的均匀磁场

B. 始终与主磁场同方向的磁场

C. 一个交变磁场,其频率等于拉莫尔频率

D. 在一定方向上其强度随空间位置变化的磁场

E. 一个交变磁场,其频率由自旋质子所在位置决定

84. 关于梯度磁场的描述,**不正确**的是

A. 梯度系统主要包括梯度放大器及 X、Y、Z 三组梯度线圈

B. 梯度磁场越高,则成像层面越薄

C. 梯度磁场的高速切换率产生强大的涡流

D. 梯度系统工作时,不产生任何声音

E. 梯度磁场的强度比主磁场强度小

85. 在磁共振信号的空间定位中,三个梯度场启动的先后顺序是

A. 相位编码—层面选择—频率编码
B. 频率编码—相位编码—层面选择

C. 相位编码—频率编码—层面选择
D. 层面选择—频率编码—相位编码

E. 层面选择—相位编码—频率编码

86. 关于梯度磁场的应用描述,正确的是

A. 任何一个梯度场均可提供层面选择梯度,相位编码梯度,频率编码

B. 只有一个梯度场均可提供层面选择梯度,相位编码梯度,频率编码

C. X 轴方向的梯度场可提供层面选择梯度

D. Y 轴方向的梯度场可提供层面选择梯度

E. Z 轴方向的梯度场可提供相位编码梯度和频率编码

87. 下列选项中,能够说明梯度磁场有关性质的是

A. 一个很弱的均匀磁场

B. 始终与主磁场同方向的弱磁场

C. 在一定方向上其强度随空间位置而变化的磁场

D. 一个交变磁场,其频率等于拉莫尔频率

E. 一个交变磁场,其频率随自旋质子所在位置而不同

88. 梯度磁场的功能是

A. 增加磁场强度
B. 帮助空间定位
C. 增加磁场均匀度

D. 减少噪音
E. 减少磁场强度

89. 在三个梯度磁场的设置及应用上,正确的是

A. 只有层面选择梯度与相位编码梯度能够互换

B. 只有层面选择梯度与频率编码梯度能够互换

C. 只有相位编码梯度与频率编码梯度能够互换

D. 三种梯度磁场均不能互换

E. 三种梯度磁场均能互换

二、问答题

1. 简述纵向弛豫的定义、机制及纵向弛豫时间的影响因素。

2. 简述横向弛豫的定义、机制及横向弛豫时间的影响因素。

3. 简述 T_1、T_2 值及质子密度与图像信号的关系。

实训二 习 题

一、选择题

1. 信号平均次数正确的理解是
   A. 在 K 空间里特定行被采集的次数   B. 在 K 空间里的数字
   C. TR 的时间   D. TE 的时间
   E. 扫描野的大小

2. 质子密度加权成像(PDWI)主要反映的是
   A. 组织之间氢质子密度的差别   B. 组织的密度差别
   C. 组织中原子序数的差别   D. 组织弛豫的差别
   E. 组织中水分子弥散的差别

3. 在自旋回波序列中,射频脉冲激发的过程是
   A. $\alpha < 90°$ B. $90°—90°$ C. $90°—180°$
   D. $90°—180°—180°$ E. $180°—90°—180°$

4. 在自旋回波脉冲序列中质子失相位发生于
   A. $180°$脉冲激发后   B. 不均匀磁场导致的相位差别
   C. $180°$脉冲激励时   D. $90°$脉冲激励过程中
   E. $90°$脉冲激励后

5. 在 SE 序列中选用短 TE、短 TR 时,得到的是
   A. T_1WI B. T_2WI C. T_2^*WI
   D. PDWI   E. SWI

6. 在 SE 序列中选用长 TE、长 TR 时,得到的是
   A. T_1WI B. T_2WI C. T_2^*WI
   D. PDWI   E. SWI

7. 在 SE 序列中选用短 TE、长 TR 时,得到的是
   A. T_1WI B. T_2WI C. T_2^*WI
   D. PDWI   E. SWI

8. SE 序列 T_2 加权成像中 TE 最佳选择是
   A. $10 \sim 15ms$ B. $20 \sim 40ms$ C. $80 \sim 120ms$
   D. $200 \sim 250ms$ E. $260 \sim 300ms$

9. 下列自旋回波序列的扫描参数,符合 T_1WI 的是
   A. TR2 500ms,TE100ms   B. TR2 500ms,TE20ms   C. TR1 000ms,TE80ms
   D. TR450ms,TE15ms   E. TR450ms,TE100ms

10. 下列自旋回波序列的扫描参数,符合 T_2WI 的是
    A. TR2 500ms,TE20ms   B. TR450ms,TE100ms   C. TR450ms,TE20ms
    D. TR1 000ms,TE80ms   E. TR2 500ms,TE100ms

11. 下列自旋回波序列的扫描参数中,符合 PDWI 的是
    A. TR2 500ms,TE20ms   B. TR450ms,TE100ms   C. TR450ms,TE20ms
    D. TR1 000ms,TE80ms   E. TR2 500ms,TE100ms

12. 在 SE 序列中，T_1WI 是指
    A. 短 TE、短 TR 所成的图像
    B. 长 TE、长 TR 所成的图像
    C. 短 TE、长 TR 所成的图像
    D. 长 TE、短 TR 所成的图像
    E. 依组织密度所决定的图像

13. 在 SE 序列中，T_2WI 是指
    A. 短 TE、短 TR 所成的图像
    B. 长 TE、长 TR 所成的图像
    C. 短 TE、长 TR 所成的图像
    D. 长 TE、短 TR 所成的图像
    E. 依组织密度所决定的图像

14. 在 SE 序列中，PDWI 是指
    A. 短 TE、短 TR 所成的图像
    B. 长 TE、长 TR 所成的图像
    C. 短 TE、长 TR 所成的图像
    D. 长 TE、短 TR 所成的图像
    E. 依组织密度所决定的图像

15. SE 序列中两次相邻的 90°脉冲的时间间隔称为
    A. TE   B. TR   C. TI   D. RT   E. IT

16. SE 序列中 90°脉冲至获取回波中点的时间间隔称为
    A. TE   B. TR   C. TI   D. RT   E. IT

17. 关于 TR，TE 的叙述中，**错误**的是
    A. TR 即重复时间
    B. SE 序列 TR 是指一个 90°射频脉冲到下一个 90°射频脉冲之间的间隔
    C. TE 即回波时间
    D. SE 序列 TE 是指 90°射频脉冲到产生回波的时间
    E. TE 越长，T_2 对比越小

18. SE 序列中 180°射频脉冲的目的是
    A. 激发质子产生不规则运动
    B. 产生相位离散
    C. 产生梯度磁场
    D. 产生主磁场
    E. 产生相位重聚

19. 双回波 SE 序列获得的图像是
    A. PDWI 和 T_1WI
    B. PDWI 和 T_2WI
    C. T_1WI 和 T_2WI
    D. 都是 T_1WI
    E. 都是 T_2WI

20. **不影响**快速自旋回波序列成像时间的是
    A. TE
    B. TR
    C. 采集层数
    D. 相位编码数
    E. 回波链长度

21. 以下有关 FSE 序列的叙述中，**不正确**的是
    A. T_1 加权成像的脂肪信号高于普通 SE 序列的 T_1 加权成像
    B. 快速成像序列
    C. 减少运动伪影
    D. 减少磁敏感性伪影
    E. 与普通 SE 序列相比，能减少对人体射频能量的累积

22. 与自旋回波序列相比，快速自旋回波序列的主要优点是
    A. 伪影更少
    B. T_2 对比更好
    C. T_1 对比更好
    D. 加快成像速度
    E. 信噪比更高

23. 关于回波链的叙述,**错误**的是
   A. 主要用于 FSE 和 FIR 序列
   B. FSE 序列在 90°脉冲后施加多个 180°聚相脉冲,形成回波链
   C. 回波链越长,能量沉积越明显
   D. 回波链越长,图像对比度越好
   E. 回波链越长,扫描时间越短

24. FSE 序列中,ETL 指
   A. 每个 TR 周期内回波数目
   B. 每两个回波之间的时间间隔
   C. 第一个回波与最后一个回波之间的时间
   D. 激励脉冲至第一个回波之间的时间
   E. 每个回波宽度

25. 在反转恢复序列中,射频脉冲激发的特征是
   A. $\alpha < 90°$
   B. 90°—90°
   C. 180°—90°
   D. 90°—180°—180°
   E. 180°—90°—180°

26. 反转恢复序列的构成,正确的表述是
   A. 90°脉冲,一个 180°脉冲
   B. 180°反转脉冲,一个 90°激发脉冲与一个 180°复相位脉冲
   C. 90°激发脉冲,多个 180°脉冲
   D. 采用小角度翻转脉冲,几个 180°脉冲
   E. 90°脉冲,几个 180°脉冲

27. 关于 IR 序列反转时间的叙述中,**错误**的是
   A. 指 180°和 90°脉冲之间的间隔时间
   B. 是决定 IR 序列信号对比的重要因素
   C. 为了获得较强的 T_1 对比度,反转时间越长越好
   D. 短 T_1 可抑制脂肪信号
   E. 长 T_1 可使脑脊液呈低信号

28. IR 序列主要用于获得
   A. T_2WI,以取得良好的 T_2 对比
   B. T_1WI,以取得良好的 T_1 对比
   C. 重 T_2WI,以取得良好的 T_2 对比
   D. 重 T_1WI,以取得良好的 T_1 对比
   E. PDWI,以取得良好的 T_1 对比

29. IR 序列成像时,不同组织对比度形成的主要决定因素是
   A. 翻转角
   B. 质子密度
   C. TE
   D. TR
   E. TI

30. IR 序列中,关于 TI 的选择,正确的是
   A. TI 时间决定横向磁化矢量恢复的多少
   B. 长 TI 值,获得脂肪抑制像
   C. 短 TI 值,获得脂肪抑制像
   D. 短 TI 值,获得水抑制像
   E. 图像对比度与 TI 的选择无关

31. 以下关于短时反转恢复序列特点的叙述中,**错误**的是
   A. 有效抑制脂肪的信号
   B. 采用短的 TI
   C. 第一个脉冲为 180°脉冲
   D. 组织的 T_1 值越大,则 TI 值就越大
   E. TR 无特殊要求

32. 液体衰减反转恢复序列的主要特点是

　　A. 扫描速度快　　　　　　　　B. 很好的 T_1 对比　　　　　　C. 很好的 T_2 对比

　　D. 采用短的 TI　　　　　　　　E. 自由水信号得到有效抑制

33. 关于 STIR 序列的描述,正确的是

　　A. 主要抑制脂肪的短 T_1 信号　　　　　B. 主要是自由水的抑制

　　C. 是组织中脂肪信号更强　　　　　　　D. 是 GRE 序列的一种

　　E. 采用小角度激发

34. 关于 FLAIR 序列的叙述中,**不正确**的是

　　A. 称水抑制序列　　　　　　　　　　　B. 是 IR 序列的一种类型

　　C. 属于 GRE 序列　　　　　　　　　　D. 是 FIR 序列的一种类型

　　E. 可提高病变识别能力

35. 以下关于快速自旋回波脉冲序列的叙述中,**错误**的是

　　A. ETL 越长,扫描时间越短

　　B. 采集的是自旋回波信号

　　C. 使用了多个 180° 聚相脉冲

　　D. 单次激发快速自旋序列可在一个 TR 周期内完成一幅图像的信号采集

　　E. ETL 越长,扫描时间越长

二、问答题

简述 FSE 序列的特点。

实训三　习　　题

一、选择题

1. GRE 序列采用小角度激发的优点**不包括**

　　A. 可选用较短的 TR　　　　　　　　　B. 射频冲能量较小,SAR 值降低

　　C. 产生的横向磁化矢量大于 90° 脉冲　　D. 产生横向磁化矢量的效率较高

　　E. 成像速度快

2. 梯度回波序列激发后,在读出梯度场方向上先后施加的两个相位相反的梯度场是

　　A. X 轴梯度场,Y 轴梯度场　　　　　　B. 聚相位梯度场,聚相位梯度场

　　C. 离相位梯度场,离相位梯度场　　　　D. 聚相位梯度场,离相位梯度场

　　E. 离相位梯度场,聚相位梯度场

3. 与 SE 序列相比,常规 GRE 序列的主要优点是

　　A. 扫描速度较慢,但信噪比高　　　　　B. 扫描速度快,信噪比高

　　C. 对磁场不均匀不敏感　　　　　　　　D. 小角度激发,扫描速度快

　　E. SAR 值较 SE 序列高

4. 以下关于梯度回波序列的主要优点中,正确的是

　　A. 提高图像 SNR　　　　B. 提高空间分辨力　　　　C. 增强磁场均匀性

　　D. 血流常呈现高信号　　　E. 减少噪声

5. 与自旋回波信号相比,梯度回波信号强度

　　A. 更强　　　　　　　　　　B. 较弱　　　　　　　　　C. 更依赖于 T_1

D. 更依赖于 T_2 E. 更依赖于质子密度

6. 在梯度回波中,翻转角(小于90°)越大所获得图像越接近

 A. T_1WI B. $T_2{}^*WI$ C. T_2WI

 D. PDWI   E. DWI

7. 以下 GRE 序列采用小角度激发的优点中,**错误**的是

 A. 可减少体内能量的沉积   B. 残留较大的纵向磁化矢量

 C. SAR 值较高   D. 产生横向磁化矢量的效率较高

 E. 可选择较短的 TR 以加快扫描速度

8. 运用 GRE 序列获取 $T_2{}^*$ 加权图像时,应选用的扫描参数是

 A. 小角度脉冲激发,相对短 TR 和相对短 TE

 B. 大角度脉冲激发,相对长 TR 和相对长 TE

 C. 小角度脉冲激发,相对长 TR 和相对短 TE

 D. 小角度脉冲激发,相对长 TR 和相对长 TE

 E. 大角度脉冲激发,相对短 TR 和相对短 TE

9. 在梯度回波序列中,为得到倾向于 $T_2{}^*$ 加权的图像,应选择

 A. 翻转角为15°的射频脉冲   B. 翻转角为45°的射频脉冲

 C. 翻转角为70°的射频脉冲   D. 翻转角为90°的射频脉冲

 E. 翻转角为180°的射频脉冲

10. 应用 GRE 序列进行 T_1WI 时,如果 TR 保持不变,则

 A. 激发角度减小,图像 T_1 权重不变   B. 激发角度增大,图像 T_1 权重不变

 C. 激发角度越大,图像 T_1 权重越小   D. 激发角度越小,图像 T_1 权重越大

 E. 激发角度越大,图像 T_1 权重越大

11. 下列脉冲序列中,属于梯度回波序列的是

 A. STIR   B. FSE   C. EPI

 D. True FISP   E. T_2 FLAIR

12. 下列检查中,采用扰相位梯度回波 $T_2{}^*WI$ 序列的是

 A. 对比剂增强 MRA   B. 三维扰相 GRE 腹部屏气

 C. 二维扰相 GRE 腹部屏气   D. 磁敏感加权成像

 E. 扰相 GRE 心脏成像

13. 稳态进动快速成像序列中的稳态是指

 A. 纵向和横向磁化矢量达到稳态   B. 横向磁化矢量达到稳态

 C. 纵向磁化矢量达到稳态   D. 图像的对比度达到稳态

 E. 图像的信噪比达到稳态

14. True FISP 序列的优点**不包括**

 A. 成像速度快   B. 可用于水成像

 C. 软组织间对比好   D. 可用于心脏检查

 E. 含水结构与软组织的对比良好

15. 以下关于 EPI 序列的论述中,正确的是

 A. EPI 序列是一种 GRE 序列   B. 可最大限度地避免伪影

 C. 是目前成像速度最快的技术   D. EPI 序列图像质量较其他序列好

 E. EPI 序列能够代替其他常规序列

16. 以下有关反转恢复 EPI 的叙述中,**错误**的是

    A. EPI 采集前先施加的是 180°反转恢复预脉冲

    B. 可产生典型的 T_2 加权图像

    C. EPI 与 IR 序列脉冲结合

    D. 180°反转恢复预脉冲增加 TI 对比

    E. 选择适当的 TI 时,可以获得脂肪抑制或液体抑制影像

17. 下列叙述中,**不属于** SS-EPI 缺点的是

    A. 空间分辨力差　　　　　B. 磁敏感伪影明显　　　　　C. 信号强度低

    D. 图像质量较 MS-EPI 差　　E. 成像速度快

18. 以下关于回波间隔时间(ES)的叙述中,正确的是

    A. 是指每个相位编码步级采集信号的重复次数

    B. 指从激发脉冲到产生回波之间的间隔时间

    C. 指脉冲序列的一个周期所需的时间

    D. 指快速成像序列回波链中相邻两个回波之间的时间间隔

    E. 是从第一个射频脉冲出现到下一个周期同一脉冲出现时所经历的时间间隔

19. 真稳态进动快速成像序列的临床应用**不包括**

    A. 通过采用心电触发技术进行心脏成像　　　B. 用于动脉瘤、主动脉夹层等病变检查

    C. 用于胃肠道占位性病变的检查　　　　　　D. 可进行肝实质成像

    E. 可进行水成像

二、问答题

简述梯度回波序列的特点。

三、案例分析题

1. 女性,50 岁,外伤致腰部疼痛伴功能受限 1h。腰椎 X 线示:腰 2 椎体轻度变扁,密度不均匀增高,骨折不能排除。

问题:

（1）如需进一步明确有无骨折及了解骨折类型、骨碎片移位情况,需进行的影像学检查方法是

　　A. 腰椎 CT 扫描　　　　　　　　　　B. 腰部 B 超

　　C. 脊髓造影　　　　　　　　　　　　D. 腰椎常规磁共振扫描

　　E. 腰椎常规磁共振扫描+脂肪抑制

（2）如需进一步了解有无腰椎段脊髓损伤、椎体及附件有无水肿及软组织水肿情况,需要进行的影像学检查方法是

　　A. 腰椎 CT 扫描　　　　　　　　　　B. 腰部 B 超

　　C. 脊髓造影　　　　　　　　　　　　D. 腰椎常规磁共振扫描

　　E. 腰椎常规磁共振扫描+脂肪抑制

（3）上述腰椎损伤显示最清楚的序列是

　　A. T_1WI　　　　　　　B. T_2WI　　　　　　　C. PDWI

　　D. T_1WI+脂肪抑制　　E. T_2WI+脂肪抑制

（4）进行腰椎 MRI 检查时,在椎体前添加饱和带的目的是

　　A. 脂肪抑制　　　　　　　　　　　　B. 增加图像信噪比

　　C. 抑制呼吸运动和血管搏动伪影　　　D. 消除卷褶伪影

E. 无任何意义

2. 男性,65 岁,上腹部胀痛不适伴乏力、食欲缺乏半年余。实验室检查甲胎蛋白 (AFP)1526.57ng/ml。B 超及 CT 示:右肝实质占位性病变,考虑肝癌(图 2-1)。

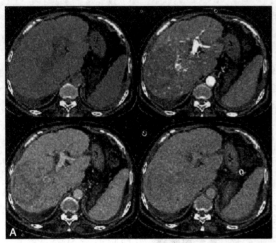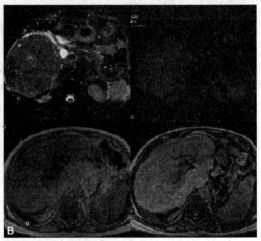

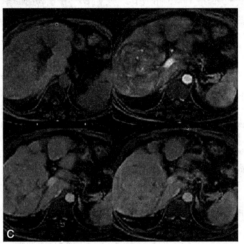

图 2-1　肝脏 MRI
A. CT 平扫及动态增强;B. T$_2$WI、DWI 及同反相位 T$_1$WI;C. MR 平扫及动态增强

问题:

(1) 如需进一步检查,应选择的影像学检查方法是

    A. MRI 平扫   B. MRI 平扫+动态增强扫描

    C. MRCP   D. ECT

    E. ERCP

(2) 在进行肝脏 MR 扫描时,某一序列采用扰相 GRE T$_1$WI 序列化学位移(同/反相位)技术,目的是

    A. 了解病灶内是否有出血   B. 了解病灶内是否含有坏死组织

    C. 了解病灶内是否含有脂肪成分   D. 了解病灶内是否含有钙化成分

    E. 无特殊意义,常规扫描序列

（3）肝脏 MR 增强扫描常用的序列是

 A. 扰相 GRE 序列   B. 真稳态进动快速序列   C. STIR

 D. FLAIR   E. FSE

（4）在进行 T_2WI 序列扫描时，由于呼吸运动不规则，造成图像运动伪影明显，现改用屏气方式检查，可采用 T_2WI 序列是

 A. GRE   B. FIR

 C. 双回波 SE 序列   D. 真稳态进动快速序列

 E. SE-EPI

实训四 习 题

一、选择题

1. 以下可以消除扫描层上下血流搏动伪影的方法是

 A. 匀场   B. 呼吸门控技术   C. 区域饱和技术

 D. 血流补偿技术   E. 增加 FOV

2. 在 MRA 技术中，区域饱和技术主要作用是抑制

 A. 搏动伪影   B. 呼吸运动伪影   C. 逆向流动液体信号

 D. 化学位移伪影   E. 吞咽运动伪影

3. 关于预饱和技术的描述，**错误**的是

 A. 可应用于各种脉冲序列

 B. 可抑制各种运动伪影

 C. 在头颅 MRA 中如需显示动脉则需将饱和带放置颅底部

 D. 可抑制卷褶伪影

 E. 饱和带越多，抑制伪影效果越好

4. 脂肪图像不会降低 MR 图像质量的原因是

 A. 水脂肪界面上出现化学位移伪影   B. T_2WI 上脂肪组织降低图像的对比

 C. T_1WI 上脂肪组织增加图像的对比   D. 脂肪组织降低增强扫描的效果

 E. 脂肪组织引起的运动伪影

5. 关于 STIR 脉冲序列的叙述，正确的是

 A. 通过选取特定 TI 值，选择性抑制某种组织

 B. 是 FSE 序列的一种类型

 C. 主要是自由水的抑制

 D. 采用小角度继发脉冲

 E. 使组织中脂肪信号更强

6. 以下关于脂肪抑制序列的应用中，主要可以改善

 A. 拉链伪影   B. 卷褶伪影   C. 化学位移伪影

 D. 金属伪影   E. 磁敏感性伪影

7. 以下**不属于**脂肪抑制技术的是

 A. 化学位移频率选择饱和技术   B. STIR

 C. 频率选择反转脉冲脂肪抑制技术   D. Dixon 技术

E. FLAIR

8. 平流是指管腔内流速稳定、规律的流动状态，主要表现为
    A. 管腔中心和管壁处流速相对一致
    B. 管腔中心流速较慢
    C. 管壁处流速较快
    D. 管腔中心和管壁处流速均较慢
    E. 管腔中心流速快，贴管壁处因管壁阻力而流速相对较慢

9. 以下关于湍流的描述中，正确的是
    A. 管腔中心流速快，贴管壁处因管壁阻力而流速相对较慢
    B. 管腔中心和管壁处流速均较慢
    C. 管壁处流速较快
    D. 管腔中心和管壁处流速相对一致
    E. 血流除沿着血管长轴方向流动外，还向各个方向作不规则的运动

10. 血液正常的流动状态是
    A. 涡流　　　　　　　B. 湍流　　　　　　　C. 流动补偿
    D. 平流　　　　　　　E. 绕流

11. 导致血流低信号的原因是
    A. 利用对比剂　　　　B. 流空效应　　　　　C. 梯度回波序列
    D. 舒张期假门控　　　E. 流入增强效应

12. 血流表现为高信号的原因<u>不包括</u>
    A. 偶数回波复相　　　B. 舒张期假门控　　　C. 流入增强效应
    D. 梯度回波序列　　　E. 流空效应

13. 以下叙述中，<u>不属于</u>时间飞跃法特点的是
    A. 基于流入性增强效应
    B. 采用较短 TR 的快速扰相 GRE-T_1WI 序列
    C. 是利用血流与静止组织的相位差进行成像的
    D. 血流流入成像层面时产生较高信号
    E. 层面内静止组织被抑制

14. 黑血法 MRA 主要原理是基于
    A. 流空效应　　　　　B. 流入增强效应　　　C. 偶回波效应
    D. 舒张期假门控现象　E. 失相位

15. 3D-TOF MRA 采用的脉冲序列是
    A. SE　　　　　　　　B. GRE　　　　　　　C. FSE
    D. EPI　　　　　　　　E. IR

16. 关于 TOF-MRA 的叙述，说法<u>错误</u>的是
    A. 又称流入性增强效应 MRA
    B. 又称为背景组织饱和效应 MRA
    C. 可分为 2D 和 3D 两种采集模式
    D. 3D-TOF MRA 分辨力明显低于 2D-TOF MRA
    E. 2D-TOF MRA 对整个扫描区域进行连续多个单层面采集

17. 以下关于 2D-TOF 和 3D-TOF MRA 的叙述中，<u>错误</u>的是

A. 2D-TOF MRA 流入饱和效应小,对慢血流血管显示好

B. 3D-TOF MRA 流入饱和效应明显,不利慢血流血管显示

C. 2D-TOF MRA 层面厚,空间分辨力较差,流动失相位较明显,特别是受湍流的影响较大,容易出现相应假象

D. 相同容积 2D-TOF 较 3D-TOF 扫描时间长

E. 3D-TOF MRA 层厚较薄,空间分辨力高,对复杂弯曲血管的信号丢失少

18. 若欲定量与定向分析流体,应采用

A. 2D-TOF　　　　　　　　B. 3D-TOF　　　　　　　　C. 3D-PC

D. CE-MRA　　　　　　　　E. 黑血法

19. 以下关于 PC 法 MRA 说法中,**错误**的是

A. 需要施加流速编码梯度

B. 编码流速的大小是 PC-MRA 成像关键

C. 能反映最大相位变化为 180°

D. 利用血液质子的频率变化是其成像实质

E. 利用血液质子的相位变化是其成像实质

20. 下列诊断下肢动脉血管疾病最佳序列是

A. 2D-TOF MRA　　　　　B. 3D-TOF MRA　　　　　C. 2D-PCA

D. 3D-PCA　　　　　　　　E. CE-MRA

21. MRA 对下列血管性病变显示最好的是

A. 亚急性期出血　　　　　B. 急性期出血　　　　　C. 动静脉畸形

D. 蛛网膜下腔出血　　　　E. 海绵状血管瘤

22. 关于 MR 血管成像(MRA)说法正确的是

A. MRA 必须使用对比剂

B. CE-MRA 不需使用对比剂

C. TOF-MRA 和 PC-MRA 都需使用对比剂

D. TOF-MRA 和 PC-MRA 都是利用血液流动来形成对比

E. TOF-MRA 是相位对比法血管造影的简称

23. MRCP 成像技术应用的是

A. TIWI 序列　　　　　　B. T_2WI 序列　　　　　C. 重 T_1WI 序列

D. 重 T_2WI 序列　　　　E. PDWI 序列

24. 在 GRE 序列中,快速流动的血液表现为

A. 等信号　　　　　　　　B. 高信号　　　　　　　　C. 无信号

D. 低信号　　　　　　　　E. 长 T_1 信号

25. 缓慢流动的血液在 MRI 表现为

A. T_1WI 高信号　　　　　　　　　B. T_2WI 高信号

C. T_2WI 低信号　　　　　　　　　D. T_1WI、T_2WI 均为低信号

E. T_1WI 等信号

26. CE-MRA 静脉团注钆对比剂的目的是

A. 加速血流流速,形成流空效应

B. 降低血流速度,形成流入性增强效应

C. 缩短血液的 T_1 弛豫时间,与周围组织形成对比

D. 增加血液的 T_1 弛豫时间,与周围组织形成对比

E. 增加血液的 T_2 弛豫时间,与周围组织形成对比

27. 以下关于 MR 水成像技术的应用中,<u>错误</u>的是

A. MRA   B. MRM   C. MRCP

D. MRU   E. MR 腮腺管造影

28. 以下关于 MRCP 的叙述中,正确的是

A. 对碘过敏者不能应用   B. 不需要注射对比剂

C. 胆道感染者禁用   D. 为有创检查

E. 可以达到治疗目的

29. 以下关于 MRU 的叙述中,正确的是

A. 对碘过敏者不能应用   B. 不需要注射对比剂

C. 泌尿系感染者禁用   D. 肾功能不全者不能检查

E. 可以显示肾功能情况

30. 以下关于磁共振应用技术的叙述中,正确的是

A. 心电门控不是磁共振应用技术

B. 使用一些特殊技术不能抑制伪影

C. 使用心电门控也不能克服血管搏动伪影

D. 即使使用一些应用技术也不理想

E. 应用技术包括脉搏触发、呼吸门控和脂肪抑制等

二、问答题

1. 简述 MRI 中脂肪抑制的意义。
2. 简述化学位移成像中反相位图像的特点。

三、案例分析题

男性,56 岁,因进食油腻食物后出现中上腹部疼痛不适,腹痛呈持续性,阵发性加重,伴恶心、呕吐,呕吐出胃内容物。体检:剑突下压痛明显。B 超示:胆总管扩张,因上腹部胀气胆总管下端显示不清(图 2-2)。

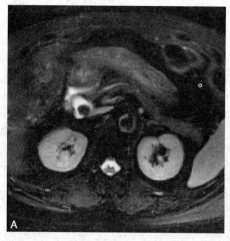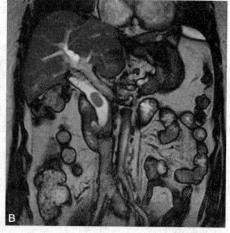

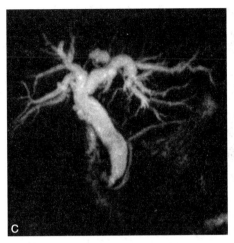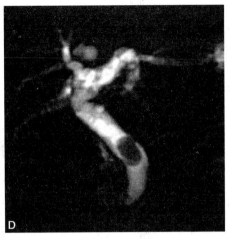

图 2-2 腹部 MRI

A. 横断面 T_2WI；B. 真稳态快速序列；C. MRCP 三维容积采集 MIP；D. 二维厚层块投射扫描

问题：

（1）根据临床症状、体征及 B 超诊断，应考虑的疾病是

    A. 胰头癌   B. 壶腹癌   C. 胆总管结石

    D. 胆囊结石   E. 肠梗阻

（2）如需进一步明确诊断，需辅助检查项目是

    A. ECT   B. MRCP   C. 腹部平片

    D. 上消化道钡餐造影   E. MRU

（3）MRCP 的优点**不包括**

    A. 为无创性检查，无须插管   B. 不用对比剂，无对比剂不良反应问题

    C. 获得多层面、多方位图像   D. 适应性广

    E. 技术复杂，临床难以开展

实训五 习 题

一、选择题

1. 目前唯一能够检查活体组织水分子弥散运动的无创性方法是

    A. DWI   B. PWI   C. MRS

    D. SWI   E. MRA

2. 目前能够进行活体组织内化学物质无创性检测的方法是

    A. PWI   B. DWI   C. MR 波谱

    D. MR 动态增强   E. MRA

3. 目前 MRI 设备可提供的 b 值范围为

    A. $0 \sim 1\,000S/mm^2$ B. $0 \sim 10\,000S/mm^2$ C. $10 \sim 10\,000S/mm^2$

    D. $100 \sim 10\,000S/mm^2$ E. $0 \sim 100\,000S/mm^2$

4. 与弥散成像技术有关的是

    A. 布朗运动   B. 时间飞跃   C. 重 T_2WI

    D. 化学位移   E. 动态增强

5. ADC 值越大,组织内水分子弥散情况及 ADC 图信号改变叙述正确的是
    A. 弥散越自由,信号灰度越亮   B. 弥散受限,信号灰度越暗
    C. 弥散越自由,信号灰度越暗   D. 弥散受限,信号灰度越亮
    E. 两者无相关联系

6. 急性脑梗死需要进行扫描的序列是
    A. T_1WI B. T_2WI C. T_2FLAIR
    D. DWI   E. 增强扫描

7. 高场 MRI 仪进行 DWI 扫描的常用序列是
    A. 多次激发 SE-FPI 序列   B. 单次激发 SE-EPI 序列
    C. GRE-EPI 序列   D. SS-FSE 序列
    E. HASTE 序列

8. 以下关于急性脑梗死在 DWI 和 ADC 表现的叙述中,正确的是
    A. DWI 呈低信号,ADC 呈低信号   B. DWI 呈高信号,ADC 呈高信号
    C. DWI 呈高信号,ADC 呈低信号   D. DWI 呈低信号,ADC 呈高信号
    E. DWI 和 ADC 信号无特异性

9. 关于 b 值对 DWI 信号影响的描述,正确的是
    A. 小 b 值对水分子弥散运动敏感,组织信号衰减明显,图像信噪比下降明显
    B. 大 b 值对水分子弥散运动敏感,组织信号衰减明显,图像信噪比下降明显
    C. 大 b 值对水分子弥散运动不敏感,组织信号衰减不明显,图像得到较高信噪比
    D. 小 b 值对水分子弥散运动不敏感,组织信号衰减明显,图像信噪比下降明显
    E. 大 b 值对水分子弥散运动敏感,组织信号衰减明显,图像得到较高信噪比

10. 关于 ADC 值对 DWI 信号影响的描述中,正确的是
    A. ADC 值越大,ADC 图灰度越暗,DWI 灰度越亮
    B. ADC 值越小,ADC 图灰度越亮,DWI 灰度越暗
    C. ADC 值越大,ADC 图灰度越亮,DWI 灰度越暗
    D. ADC 值越大,ADC 和 DWI 灰度越暗
    E. ADC 值越小,ADC 和 DWI 灰度越亮

11. 以下关于对比剂首次经过法的叙述中,**错误**的是
    A. 成像需利用顺磁性对比剂
    B. 成像无须利用顺磁性对比剂
    C. 是目前脑组织灌注 MR 成像最常用方法
    D. GRE-EPI T_2^*WI 是目前脑部首过法最常用的序列
    E. 通过计算得到组织的血流量、血容量、平均通过时间及达峰时间

12. MR 灌注加权成像主要显示
    A. 组织中大血管强化信息   B. 组织中动脉流动信息
    C. 组织中微观血流动力学信息   D. 组织中对比剂分布信息
    E. 组织中分子运动信息

13. 目前脑部首过法 PWI 最常用的序列是
    A. SE-EPI T_2^*WI B. GRE-EPI T_2^*WI C. IR-EPI T_2^*WI
    D. GRE-EPI T_1^*WI E. MS-FSE T_2^*WI

14. MRS 的成像原理依据是
    A. 化学位移和 J-偶联
    B. 化学位移频率选择饱和技术
    C. 磁化传递技术
    D. 化学位移水-脂反相位成像技术
    E. Dixon 技术

15. 关于 MRS 谱线的叙述中,**不正确**的是
    A. MRS 谱线的横轴代表化学位移,即频率
    B. MRS 谱线的纵轴代表化学位移,即频率
    C. 化合物最大峰高一半处的谱线宽度称为线宽
    D. 线宽,也称为半高全宽
    E. 化合物的谱线宽度与化合物的 T_2^* 弛豫时间和磁场均匀度有关

16. 关于 MRS 各种代谢产物中,描述**不正确**的是
    A. NAA 波峰在 2.02ppm,主要存在于神经元及其轴突,是神经元内标志物
    B. Cho 波峰位于 3.2ppm 处,反映脑内胆碱储备量,是细胞膜磷脂代谢的成分之一,参与细胞膜的合成和代谢
    C. Cr 波峰位于 2.03ppm 处,是脑 ^{1}H MRS 最高峰,是脑组织能量代谢的提示物
    D. Lac 波峰位于 1.32ppm 处,呈双峰。正常情况下脑 ^{1}H MRS 无明显 Lac 峰,Lac 峰的出现提示正常细胞有氧呼吸被抑制,是无氧糖酵解的终产物
    E. ML 波峰位于 3.56ppm 处,是星形细胞中神经胶质的标记物

17. MRS 中常见代谢物中 NAA 含量多少主要反映
    A. 脑内胆碱储备量
    B. 是无氧糖酵解的终产物
    C. 是星形细胞中神经胶质的标记物
    D. 是脑组织能量代谢的提示物
    E. 神经元功能状况

18. MRS 中常见代谢物中 Cr 含量多少主要反映
    A. 脑内胆碱储备量
    B. 是无氧糖酵解的终产物
    C. 是星形细胞中神经胶质的标记物
    D. 是脑组织能量代谢的提示物
    E. 神经元功能状况

19. 关于 MRS 的描述,**不正确**的是
    A. 对场强的要求不严格
    B. 需要保持良好的磁场均匀性
    C. 主要测定生物组织化学成分
    D. 目前研究最多的是脑代谢产物
    E. 得到的是代谢产物信息,通常以谱线和数值来表示,而非解剖图像

20. 血液以其氧合程度的不同,表现出不同的磁性,**错误**的是
    A. 氧合血红蛋白呈反磁性
    B. 脱氧血红蛋白呈抗磁性
    C. 正铁血红蛋白具有一定顺磁性
    D. 血红蛋白降解的最后产物是含铁血黄素,具有高度顺磁性
    E. 在血红蛋白的四种状态中,以脱氧血红蛋白和含铁血黄素表现的磁敏感性较强

21. 脱氧血红蛋白具有顺磁性,可以使
    A. T_1 值缩短,信号强度增加
    B. T_1 值延长,信号强度降低
    C. T_1 值延长,信号强度降低
    D. T_2 或 T_2^* 值延长,信号强度增高

E. T_2 或 T_2^* 值缩短,信号强度降低

22. 关于磁化率的叙述中,**不正确**的是

    A. SWI 原理与组织磁敏感性特点相关,物质的磁敏感性可用磁化率表示

    B. 磁化率是指该物质进入外磁场后的磁化强度与外磁场的比率

    C. 磁化率越强,物质磁敏感性越大

    D. 反磁性物质的磁化率为负值

    E. 顺磁性物质的磁化率为正值,磁敏感性较强

23. 以下各项中,**不属于** SWI 临床应用的是

    A. 急性、超急性期脑梗死的诊断   B. 小血管及静脉畸形

    C. 神经退行性病变   D. 脑肿瘤

    E. 创伤性脑损伤

24. 脑磁共振功能成像是利用

    A. 注射顺磁性对比剂示踪   B. 血氧水平依赖效应

    C. 化学位移成像   D. 动脉血流流入

    E. 水分子的扩散

25. 关于脑功能成像,**不正确**的是

    A. fMRI 目前最为重要的利用血氧水平依赖成像(BOLD)技术

    B. 脱氧血红蛋白是顺磁性物质,可以缩短组织的 T_2 或 T_2^* 值

    C. 氧合血红蛋白具有反磁性,可以延长组织的 T_2 或 T_2^* 值

    D. 需要注入对比剂

    E. 脱氧/氧合血红蛋白的浓度变化,引起 T_2^* 信号升高,反映了相关脑区的激活状态

26. 克服心脏搏动伪影效果最好的是

    A. 心电门控   B. 呼吸门控   C. 预饱和技术

    D. 脉搏门控   E. 血流补偿技术

27. 为降低呼吸运动对胸腹部成像的干扰,临床常采用

    A. 呼吸门控技术   B. 波谱成像技术   C. 灌注加权成像技术

    D. 心电门控技术   E. 脂肪抑制技术

28. 关于呼吸门控技术的描述,**不正确**的是

    A. 呼吸触发和呼吸门控技术与心电触发和心电门控技术相似

    B. 触发是利用呼吸波的波峰固定触发扫描达到同步采集数据

    C. 通常胸腹部检查需要用呼吸门控

    D. 通常在一次平静呼气末到下一次吸气前的平台期采集数据

    E. 通常在每个呼吸周期吸气相采集数据

29. 心电门控技术中,导联线正确的安放方法是

    A. 与主磁场方向平行   B. 与主磁场方向垂直

    C. 将导联线卷曲成环形   D. 呈三角形安放

    E. 随意安放

30. 关于导航回波技术的描述,**不正确**的是

    A. 可采用一维、二维或三维采集

    B. 常用于检测自由呼吸下膈面位置的变化

    C. 导航条的上下径中心点一般放置于膈面水平

D. 利用膈面的位置信息来触发成像脉冲序列,从而消除或减少呼吸运动伪影

E. 只能用于上腹部成像

二、问答题

简述单次激发 SE-EPI DWI 序列的成像原理。

三、案例分析题

1. 女性,65 岁,突发意识不清 3h。患者在 3h 前休息时突然出现意识不清,呼之不应,肢体无力并瘫倒在床上,由家属急送医院。病人既往有高血压及冠心病史 10 余年。体检:BP 180/125mmHg,P 97 次/min,R 20 次/min,T 36.6℃。浅昏迷,口角向左歪斜,伸舌不能,右侧肢体肌力 1 级。CT 示:未见明显异常(图 2-3)。

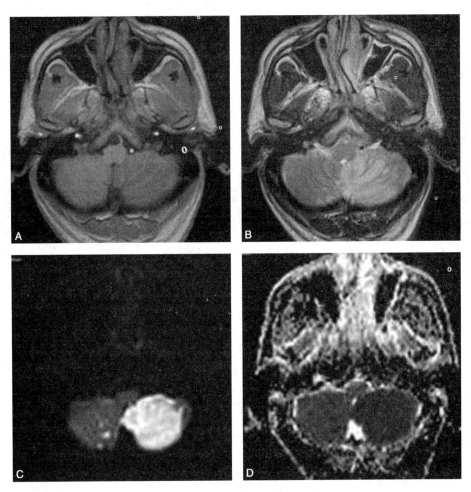

图 2-3 脑 MRI
A. 横断面 T_1WI;B. 横断面 T_2WI;C. DWI;D. ADC

问题:

(1) 结合临床症状、体征及 CT 表现应考虑

    A. 脑出血   B. 急性脑梗死   C. 脑软化灶

　　　　D. 脑肿瘤　　　　　　　　　E. 脑炎
（2）如需进一步明确诊断,需进行的辅助检查是
　　　　A. 颅脑增强 CT　　　　　　B. 常规头颅 MRI　　　　　　C. DWI+ADC
　　　　D. SWI　　　　　　　　　　E. MRS
（3）急性脑梗死在 DWI 上典型影像学表现是
　　　　A. DWI 低信号,ADC 低信号
　　　　B. DWI 高信号,ADC 高信号
　　　　C. DWI 低信号,ADC 高信号
　　　　D. DWI 高信号,ADC 低信号
　　　　E. DWI 及 ADC 无明显信号改变

2. 男性,55 岁,反复头晕、头痛 3 年余,尤以劳累时明显,可自行缓解,4h 前突然加重,由家属急送医院。体检:BP 170/110mmHg,P 87 次/min,R 20 次/min,T 37.1℃。行颅脑 DWI 扫描诊断为急性脑梗死(图 2-4)。

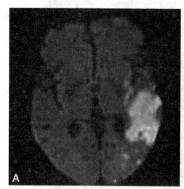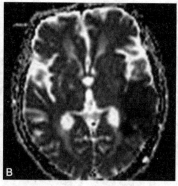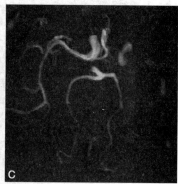

图 2-4　脑 DWI 及 MRA
A. DWI;B. ADC;C. TOF-MRA

问题:
（1）急性脑梗死在 DWI 上典型影像学表现是
　　　　A. DWI 低信号,ADC 低信号　　　　　　B. DWI 高信号,ADC 低信号
　　　　C. DWI 低信号,ADC 高信号　　　　　　D. DWI 高信号,ADC 高信号
　　　　E. DWI 及 ADC 无明显信号改变
（2）临床医生为了解脑动脉阻塞情况,需行颅脑 MRA 检查。为显示颅内动脉,需将饱和带放置在
　　　　A. 颅顶(动脉流入端)　　　　　　　　B. 颅底(静脉流入端)
　　　　C. 颅底(动脉流入端)　　　　　　　　D. 颅顶(静脉流入端)
　　　　E. 颅内(胼胝体区域)
（3）最常用的脑部动脉 MRA 序列是
　　　　A. 3D-TOF MRA　　　　　B. 2D-TOF MRA　　　　　　C. 3D-PC MRA
　　　　D. 2D-PC MRA　　　　　　E. CE-MRA

3. 女性,60 岁,反复头痛 10 年余,近期头痛频率增多、症状加重,来医院就诊。头颅 CT 平扫示右侧顶叶类圆形高密度灶(图 2-5)。

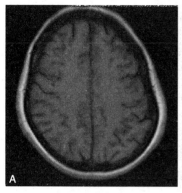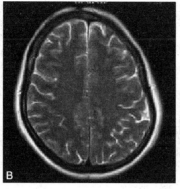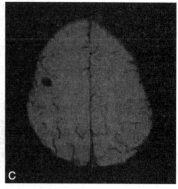

图 2-5 脑出血 MRI

A. T_1WI；B. T_2WI；C. SWI

问题：

（1）临床考虑脑出血，但不能排除海绵状血管瘤，需选用的特殊 MRI 检查是

    A. DWI   B. STIR   C. PWI

    D. MRS   E. SWI

（2）此特殊成像技术成像原理是

    A. 水分子微观运动

    B. 脂肪抑制

    C. 测量血流动力学参数来反映组织微观血流动力学信息

    D. 化学位移和 J-偶联现象

    E. 组织之间的磁敏感特性差别

（3）此特殊成像技术扫描后可同时出现的图像有(多选题)

    A. 强度图   B. 相位图   C. SWI 图

    D. MIP 图   E. 幅度图

实训六 习 题

一、选择题

1. 四个主要的 MR 图像质量参数中，**不包括**

    A. 信号噪声比   B. 图像对比度及对比噪声比

    C. 空间分辨力   D. MRI 伪影

    E. 时间分辨力

2. SNR 的中文全称是

    A. 信号噪声比   B. 图像对比度   C. 对比噪声比

    D. 空间分辨力   E. 时间分辨力

3. 以下关于 MR 图像信号噪声比的说法中，**不正确**的是

    A. 是指感兴趣区内组织信号强度与噪声信号强度的比值

    B. 是衡量图像质量的最主要参数之一

C. 提高组织信号强度可以提高信号噪声比

D. 提高噪声信号强度可以提高信号噪声比

E. 提高信号噪声比可以改善图像质量

4. 影响 MR 图像信噪比的因素**不包括**

    A. MRI 系统的设备性能   B. 被检组织的特性

    C. 计算机系统   D. 体素大小

    E. 射频线圈

5. 以下关于 MR 图像中被检组织特性的叙述中，**不正确**的是

    A. 质子密度高的组织信噪比较高   B. 脑灰质和脑白质信噪比较高

    C. 肺组织信噪比较低   D. 长 T_1 值的组织在 T_1WI 信号强度较高

    E. 长 T_2 值的组织在 T_2WI 信号强度较高

6. MR 图像中体素大小对 SNR 的影响**不正确**的是

    A. 体素越大，图像的 SNR 越高   B. 体素越小，图像的 SNR 越高

    C. 层厚越厚，体素越大，SNR 越高   D. FOV 越大，体素越大，SNR 越高

    E. 矩阵越大，体素越小，SNR 越低

7. 以下 MRI 参数中，增大会导致图像 SNR 下降的是

    A. TR   B. TE   C. FA

    D. NEX   E. FOV

8. 以下成像参数中，降低 MR 图像信噪比的是

    A. 扫描矩阵减少   B. 重复时间增加   C. 平均采集次数增加

    D. 射频带宽增加   E. 翻转角增加

9. CNR 的中文全称是

    A. 信号噪声比   B. 图像对比度   C. 对比噪声比

    D. 空间分辨力   E. 时间分辨力

10. 影响 MR 图像对比噪声比的因素**不包括**

    A. 两种组织的 T_1 值   B. 两种组织的质子密度   C. 静磁场强度

    D. 人工对比剂的应用   E. FOV

11. 以下关于 MR 图像对比噪声比的说法中，**不正确**的是

    A. 组织间的固有差别越大，CNR 则变大   B. TR 增加时，组织 T_1WI 对比噪声比下降

    C. TR 增加时，组织 T_2WI 对比噪声比升高   D. TE 增加时，组织 T_1WI 对比噪声比升高

    E. TE 增加时，组织 T_2WI 对比噪声比升高

12. 用可辨的线对（LP/cm）或最小圆孔直径（mm）表示的是

    A. 信号噪声比   B. 图像对比度   C. 对比噪声比

    D. 空间分辨力   E. 时间分辨力

13. 体素的正确表达公式是

    A. FOV×层面厚度/矩阵   B. FOV×矩阵/层面厚度

    C. 层面厚度×矩阵/FOV   D. FOV/矩阵

    E. 矩阵/层面厚度

14. 关于空间分辨力的叙述中，**不正确**的是

    A. MR 图像中可辨认的肢体空间几何长度的最小极限

    B. 反映了 MR 图像对细微结构的可分辨能力

C. 控制 MR 图像质量的主要参数之一

D. 空间分辨力越高,图像质量越好

E. 空间分辨力大小与 MRI 系统的磁场强度无关

15. 以下关于像素的说法中,**不正确**的是

　　A. MR 图像都是由像素组成的

　　B. MR 图像的分辨力是通过每个像素表现出来的

　　C. 像素的大小与 FOV 和矩阵两者密切相关

　　D. 当 FOV 一定时,矩阵越大,像素尺寸越大

　　E. 当像素尺寸一定时,FOV 越大,矩阵越大

16. 关于体素的叙述,正确的是

　　A. 当 FOV、层厚确定后,矩阵越大,体素越小,空间分辨力越高

　　B. 当 FOV、层厚确定后,矩阵越大,体素越大,空间分辨力越低

　　C. 当 FOV、层厚确定后,矩阵越大,体素越大,空间分辨力越高

　　D. 当矩阵、层厚确定后,FOV 越小,体素越大,空间分辨力越高

　　E. 当矩阵、层厚确定后,FOV 越小,体素越大,空间分辨力越低

17. 以下关于 MR 伪影的说法中,**不正确**的是

　　A. 表现为图像变形、重叠、缺失、模糊等

　　B. 也称假影或鬼影

　　C. MRI 是出现伪影较少的一种影像技术

　　D. 伪影会干扰正常有用信息

　　E. 由于原因不同,产生伪影的表现和形状也各异

18. MR 成像参数中,对比参数**不包括**

　　A. TR　　　　　　　　　　B. 扫描野　　　　　　　　　　C. TE

　　D. TI　　　　　　　　　　E. 翻转角

19. MR 成像参数中,空间分辨参数**不包括**

　　A. 扫描野　　　　　　　　B. 相位编码数　　　　　　　　C. 频率编码数

　　D. 层厚　　　　　　　　　E. 翻转角

20. 以下关于 TR 的叙述中,**不正确**的是

　　A. 是指执行两次相邻的激发脉冲的时间间隔

　　B. SE 序列的 TR 是指相邻两个 90°脉冲中点间的时间间隔

　　C. GRE 序列的 TR 是指相邻两个小角度脉冲中点之间的时间间隔

　　D. IR 序列的 TR 是指相邻两个 180°反转预脉冲中点间的时间间隔

　　E. 在一定范围内,适当延长 TR 时,SNR 降低

21. SE 序列获得最佳 T_1 对比度图像的 TR 值是

　　A. 200ms　　　B. 500ms　　　C. 800ms　　　D. 1 000ms　　　E. 2 000ms

22. 为了得到 T_2 加权像,须延长 TR,一般为人体组织 T_1 值的

　　A. 1~3 倍　　　　　　　　B. 2~4 倍　　　　　　　　C. 3~5 倍

　　D. 4~6 倍　　　　　　　　E. 5~7 倍

23. 以下关于 TE 的叙述中,**不正确**的是

　　A. 横向磁化矢量衰减的时间,决定进动质子失相位的多少

　　B. TE 主要影响图像的 T_2 对比度

C. TE 越长,在回波出现之前质子失相位越多

D. 在一定范围内,组织间的 T_2 对比度将随 TE 的延长而增加

E. 质子密度加权中应该采用尽可能长的 TE,同时提高 SNR

24. SE 序列获得最佳 T_1 对比度图像的 TE 值是

    A. 5ms   B. 15ms   C. 30ms   D. 60ms   E. 80ms

25. SE 序列获得最佳 T_2 对比度图像的 TR 值是

    A. 200ms   B. 500ms   C. 800ms

    D. 1 000ms   E. 2 000ms

26. 在 IR 序列中,影响图像对比度的主要因素是

    A. TI   B. TR   C. TE

    D. FA   E. FOV

27. 在 IR 序列中,TI 的具体数值一般取一定场强条件下被抑制组织 T_1 值的

    A. 0.493 倍   B. 0.593 倍   C. 0.693 倍

    D. 0.793 倍   E. 0.893 倍

28. 以下关于 FA 的描述中,**不正确**的是

    A. FA 是指在射频脉冲作用下,组织宏观磁化矢量偏离平衡状态的角度

    B. FA 的大小取决于射频脉冲的能量

    C. 射频脉冲能量越大,FA 越大

    D. 射频脉冲的能量取决于脉冲的强度和持续时间

    E. SE 序列使用的是小角度脉冲

29. 以下关于 GRE 序列的说法中,**不正确**的是

    A. 使用小角度脉冲激励

    B. 组织的纵向弛豫仅有一小部分被翻转到横向平面

    C. TR 和 TE 明显缩短

    D. 采用 FA 小于 20°,可以得到 T_1 图像对比

    E. 扫描时间较短

30. 以下关于 FOV 的叙述中,**不正确**的是

    A. FOV 是指 MR 扫描时采集数据的范围

    B. 单位常规用 cm

    C. 一般将成像平面的最小径线放在频率编码方向上

    D. 采集矩阵不变时,FOV 越小,体素越小,空间分辨力越高

    E. 频率编码方向上的 FOV 缩小时不减少扫描时间

31. MR 成像时,一般要求层间距**不小于层厚**的

    A. 10%   B. 20%   C. 30%   D. 40%   E. 50%

32. 以下关于 FSE 序列回波链长的叙述中,正确的是

    A. 回波链长增加,图像质量提高   B. 回波链长增加,空间分辨力增加

    C. 回波链长增加,扫描时间增加   D. 回波链长增加,图像模糊效应增加

    E. 回波链长增加,图像模糊效应减轻

33. 超高场 MRI 设备具有的优势**不包括**

    A. 图像信噪比增加   B. T_2^* 或磁敏感技术的应用更广泛

    C. SAR 的降低   D. 提高 ASL 灌注成像技术的应用

E. 提高 fMRI 和 MRS 的分辨率

34. 射频（接收）带宽变窄时**不会**出现
　　A. 信号采集范围减少　　　　　　　　B. SNR 降低
　　C. 背景噪声的接收量减少　　　　　　D. 图像对比度下降
　　E. 扫描时间延长

35. 以下关于信号采集次数的说法中，**不正确**的是
　　A. 也称激励次数或信号平均次数
　　B. 是指数据采集的重复次数
　　C. 增加数据采样次数，可降低噪声对图像的影响
　　D. 增加数据采样次数，可增加 SNR
　　E. 信号采集次数的增加会减少扫描时间

36. MRI 磁场相关伪影**不包括**
　　A. 金属伪影　　　　　　B. 卷褶伪影　　　　　　C. 磁化率伪影
　　D. 射频场相关伪影　　　E. 梯度场相关伪影

37. 减少磁化率伪影的方法**不包括**
　　A. 尽量将感兴趣成像区域放置到磁场中心
　　B. 添加局部匀场
　　C. 尽量选用 FSE 序列取代 GRE 序列或 EPI 序列
　　D. 合理调整扫描参数，如增加射频带宽、使用小体素成像并缩短 TE
　　E. 增加场强

38. 以下关于介电伪影的说法中，**不正确**的是
　　A. 局部信号有大量阴影或信号丢失
　　B. 多发生在腹部和腿部 MRI
　　C. 与人体组织中存在大量的自由活动离子有关
　　D. 使用高电导率材料的填充垫，可以有效减轻或去除该伪影
　　E. 大量腹水时，高场强 MRI 仪可消除介电伪影

39. 关于化学位移伪影的叙述中，正确的是
　　A. 有两种表现形式
　　B. 伪影一般发生于 SE 序列或 FSE 序列的相位编码方向上
　　C. 伪影随主磁场强度增高而减少
　　D. 伪影随射频带宽变窄而减少
　　E. 伪影随频率编码增多而减少

40. 克服图像卷褶伪影的方法是
　　A. 增加 FOV　　　　　　B. 减少 FOV　　　　　　C. 增加 NEX
　　D. 减少 NEX　　　　　　E. 增加 TR

二、问答题

如何减少或消除金属伪影？

三、案例分析题

1. 男性，45 岁，行颅脑 MRI 检查，颅脑矢状面扫描时出现伪影（图 2-6）。

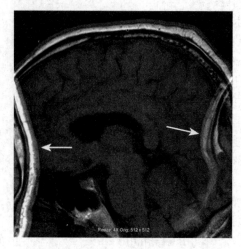

图2-6　颅脑矢状面MRI伪影（白色箭头所示）

问题：

（1）该伪影属于

    A. 金属伪影　　　　　　B. 磁化率伪影　　　　　　C. 卷褶伪影

    D. 层间干扰　　　　　　E. 截断伪影

（2）该伪影一般出在

    A. 头足方向　　　　　　B. 左右方向　　　　　　C. 前后方向

    D. 相位编码方向　　　　E. 频率编码方向

（3）该伪影最常见的原因是

    A. 被检查部位的大小超出了观察野范围

    B. 与磁场不均匀有关

    C. 铁磁性物质具有很大的磁化率，干扰了主磁场的均匀性

    D. MR磁体室附近的外界随机性射频电磁波进入成像的接收系统

    E. 梯度场的涡流导致的鬼影

（4）减小或消除该伪影的策略**不包括**

    A. 选择表面线圈

    B. 减小FOV

    C. 切换频率编码与相位编码的方向

    D. 施加空间预饱和带

    E. 添加具有扩大采样功能的非相位卷积技术

2. 女性，57岁，临床怀疑脑梗死行颅脑MRI检查，横断面扫描时出现伪影（图2-7）。

问题：

（1）该伪影属于

    A. 卷褶伪影　　　　　　B. 层间干扰　　　　　　C. 金属伪影

    D. 截断伪影　　　　　　E. 磁化率伪影

（2）以下序列中，该伪影最严重的是

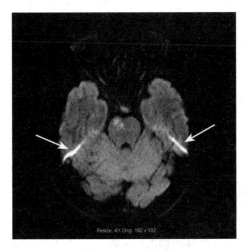

图 2-7　颅底 MRI 伪影（白色箭头所示）

  A. SE   B. FSE   C. TSE

  D. EPI   E. GRE

（3）以下关于该伪影的说法中，**不正确**的是

  A. 可出现在组织/空气界面

  B. 伪影随 TE 的延长而减弱

  C. 可出现在软组织/骨组织界面

  D. 伪影的程度随所用序列不同而改变

  E. 伪影在频率选择饱和法脂肪抑制序列明显

（4）控制该伪影的方法**不包括**

  A. 尽量将感兴趣成像区域放置到磁场中心

  B. 添加局部匀场

  C. 施加呼吸触发或呼吸补偿技术

  D. 尽量选用 FSE 序列取代 GRE 序列或 EPI 序列

  E. 合理调整扫描参数，如增加射频带宽、使用小体素成像并缩短 TE

实训七　习　　题

一、选择题

1. 以下 MRI 检查禁忌证中，属于绝对禁忌证的是

  A. 人工关节   B. 有金属义齿者   C. 妊娠 3 个月以内

  D. 眼眶内金属异物   E. 宫内节育器

2. 以下 MRI 检查禁忌证中，属于相对禁忌证的是

  A. 心脏起搏器   B. 电子耳蜗者   C. 眼内金属异物

  D. 心脏磁性金属瓣膜   E. 高热患者

3. 关于成像技术中，**不属于**水成像的是

A. MR 胰胆管成像   B. MR 泌尿系成像   C. MR 椎管水成像

D. 内耳迷路水成像   E. MR 血管成像

4. 以下颅脑疾病中，首选 MRI 检查的是

  A. 顶叶胶质瘤   B. 颞叶脑膜瘤   C. 颞脑脓肿

  D. 第四脑室肿瘤   E. 脑白质病变

5. 以下疾病中，**不适宜**首选 MRI 检查的是

  A. 急性脑外伤   B. 脑膜瘤   C. 脑胶质瘤

  D. 脑积水   E. 多发性硬化

6. 以下中枢神经系统疾病中，首选 MRI 检查的是

  A. 脊柱结核   B. 椎管肿瘤   C. 颞脑脓肿

  D. 顶叶脑膜瘤   E. 脑白质病变

7. 以下关于胸部 MRI 检查的优势中，**错误**的是

  A. 胸部 MRI 对肺内钙化及小病灶的检出均敏感

  B. 纵隔内血管的流空效应形成了纵隔 MRI 的优良对比

  C. 纵隔内脂肪的高信号形成了纵隔 MRI 的优良对比

  D. 胸部 MRI 对纵隔占位性病变的诊断具有较高价值

  E. 胸部 MRI 对肺门淋巴结肿大和占位性病变的诊断具有较高价值

8. 以下关于乳腺 MRI 检查的优势中，**错误**的是

  A. 对乳腺良、恶性肿瘤的诊断和鉴别诊断具有较高价值

  B. 对乳腺癌分期具有较高价值

  C. 对乳腺癌肿瘤血管生成评估具有较高价值

  D. 术后随访有重要临床诊断价值

  E. 对乳腺癌钙化诊断具有较高价值

9. 以下关于腹部 MRI 检查的优势中，**错误**的是

  A. 有时不需对比剂即可通过 T_1WI 直接鉴别肝脏局灶性肿块

  B. 有时不需对比剂即可通过 T_2WI 直接鉴别肝脏局灶性肿块

  C. 有时不需对比剂即可通过 DWI 直接鉴别肝脏局灶性肿块

  D. 胰腺周围有脂肪衬托，不采用抑脂技术就可使胰腺得以充分显示

  E. MR 泌尿系成像可间接显示尿路

10. 以下关于盆腔 MRI 检查的优势中，**错误**的是

  A. 对盆腔内血管及淋巴结的鉴别较容易

  B. 对盆腔内血管及淋巴结的鉴别较困难

  C. 是盆腔肿瘤、炎症的最佳影像学检查手段

  D. 是子宫内膜异位症、转移癌的最佳影像学检查手段

  E. 是诊断早期前列腺癌的有效方法

11. 以下关于骨与关节 MRI 检查的优势中，正确的是

  A. 对四肢骨骨髓炎的显示效果不如 CT

  B. 对四肢软组织内肿瘤的显示效果不如 CT

  C. 对四肢软组织内血管畸形的显示效果不如 CT

  D. 在关节软骨的变性与坏死诊断中，早于其他影像学方法

  E. 在关节软骨的变性与坏死诊断中，晚于其他影像学方法

12. 以下关于骨与关节 MRI 检查的优势中,**错误**的是
    A. 对四肢骨骨髓炎的显示效果优于 CT
    B. 对四肢软组织内肿瘤的显示效果不如 CT
    C. 可清晰显示软骨、关节囊、关节液及关节韧带
    D. 在关节软骨的变性与坏死诊断中,早于其他影像学方法
    E. 对关节软骨损伤、韧带损伤、关节积液等病变的诊断具有其他影像学检查所无法比拟的价值

13. 以下关于扫描平面的叙述中,**错误**的是
    A. 横断面是大部分脏器最常用的扫描平面
    B. 病变位于脏器边缘部分时,扫描平面垂直于病变与脏器的接触界面
    C. 对于长条状或管状结构,扫描平面尽量垂直于其走向
    D. 对于长条状或管状结构,扫描平面尽量平行于其走向
    E. 两个扫描平面都能清晰显示时,选择扫描时间较短的平面

14. 在 MRI 检查前需要进行受检者呼吸训练的以下部位中,**不包括**
    A. 头部　　　　　　　B. 胸部　　　　　　　C. 腹部
    D. 后腹膜　　　　　　E. 盆腔

15. 以下脉冲序列中,只能进行 T_2WI 的是
    A. GRE　　　　　　　B. SE　　　　　　　C. FSE
    D. FRFSE　　　　　　E. True FISP 序列

16. 以下 T_2WI 序列参数选择中,反映组织信号特点及病变信号变化的关键参数是
    A. TR　　　　　　　B. TE　　　　　　　C. ETL
    D. FA　　　　　　　E. FOV

17. 以下确认受检者无禁忌证的措施中,**不包括**
    A. 询问是否有体内植入物　　　　　B. 询问体内植入物类型
    C. 询问体内植入物植入时间　　　　D. 填写磁共振安全筛查表
    E. 训练受检者呼吸

18. 以下关于 MRI 检查体位的叙述,正确的是
    A. MRI 检查时受检者只能采用仰卧位　　　B. MRI 检查时受检者不能采用侧卧位
    C. MRI 检查时受检者必须采用标准解剖姿势　D. 受检者尽量靠近磁场中心
    E. 受检者尽量远离磁场中心

19. 以下关于 MRI 检查体位的叙述中,**错误**的是
    A. MRI 检查时受检者可以采用仰卧位　　　B. MRI 检查时受检者可以采用侧卧位
    C. MRI 检查时受检者可以采用俯卧位　　　D. 受检者尽量靠近磁场中心
    E. 受检者尽量远离磁场中心

20. 以下关于 MRI 检查体位的叙述,正确的是
    A. MRI 检查时受检者只能采用仰卧位　　　B. MRI 检查时受检者只能采用侧卧位
    C. MRI 检查时受检者只能采用俯卧位　　　D. 受检者尽量远离磁场中心
    E. 肩关节 MRI 检查体位设置时必须手心朝上

21. 以下关于 MRI 检查体位的叙述,正确的是
    A. MRI 检查时受检者只能采用仰卧位
    B. MRI 检查时受检者只能采用侧卧位

C. MRI 检查时受检者只能采用俯卧位

D. 膝关节 MRI 检查体位必须设置为标准解剖姿势

E. 膝关节 MRI 检查体位并不设置为标准解剖姿势

22. 对前列腺中央叶和周围叶结构显示最佳的影像检查是

    A. 骨盆平片   B. CT 平扫   C. CT 增强

    D. MRI 检查   E. 膀胱造影

23. 以下关于选择射频线圈的叙述,正确的是

    A. 在选择线圈时,主要考虑检测范围

    B. 在选择线圈时,主要考虑检测深度

    C. 在选择线圈时,主要考虑图像信噪比

    D. 在选择线圈时,应充分考虑检测范围、检测深度与图像信噪比的关系

    E. 在选择线圈时,主要考虑被检者的舒适性

24. 以下关于选择射频线圈的叙述,正确的是

    A. 在选择线圈时,主要考虑检测范围

    B. 在选择线圈时,主要考虑检测深度

    C. 在选择线圈时,主要考虑图像信噪比

    D. 在选择线圈时,应主要考虑检测范围与检测深度的关系

    E. 乳腺 MRI 检查必须使用乳腺专用线圈

25. 以下关于 MR 成像中心的叙述,正确的是

    A. 磁场强度在主磁场的磁体中心直径 60cm 的球形内最均匀

    B. 越远离中心,磁场均匀度越好

    C. 越远离中心,采集的信号越强

    D. 体位设计时只要注意将被检查部位中心与线圈中心重合

    E. 体位设计时要注意将被检查部位中心与线圈中心重合,并放置于主磁场中心

26. 以下关于 MR 成像中心的叙述,**错误**的是

    A. 磁场强度在主磁场的磁体中心直径 50cm 的球形内最均匀

    B. 越远离中心,磁场均匀度越差

    C. 越远离中心,采集的信号越弱

    D. 体位设计时只要注意将被检查部位中心与线圈中心重合

    E. 体位设计时要注意将被检查部位中心与线圈中心重合,并放置于主磁场中心

27. 以下关于相位编码方向设置的叙述,正确的是

    A. 解剖径线较短的方向设置为相位编码方向

    B. 解剖径线较长的方向设置为相位编码方向

    C. 常规颅脑横断面扫描,相位编码方向设置为左右方向

    D. 体部横断扫描面,相位编码方向设置为左右方向

    E. 颅脑横断面扫描,相位编码方向均设置为左右方向

28. 以下关于相位编码方向设置的叙述,**错误**的是

    A. 扫描时间与相位编码数存在正相关

    B. 一般解剖径线较短的方向设置为相位编码方向

    C. 常规颅脑横断面扫描,相位编码方向为左右方向

    D. 颅脑横断面扫描,相位编码方向均设置为左右方向

E. 颅脑 EPI 序列扫描时,相位编码方向则为对称轴方向,即前后方向

29. 以下关于相位编码方向设置的叙述,**错误**的是
    A. 扫描时间与相位编码数存在正相关
    B. 运动伪影出现在相位编码方向上
    C. 颅脑横断面扫描,相位编码方向均设置为左右方向
    D. 常规颅脑横断面扫描,相位编码方向为左右方向
    E. 颅脑 EPI 序列扫描时,相位编码方向则为对称轴方向,即前后方向

30. FSE 序列用于 T_1WI 时,正确的是
    A. 采用较长的 TE(>50ms)   B. 采用较短的 TE(<15ms)
    C. 一般 ETL=10   D. 与 SE 序列相比,SNR 增加
    E. 与 SE 序列相比,CNR 增加

31. FSE 序列用于 T_1WI 时,ETL 应设置为
    A. 2   B. 10   C. 12   D. 15   E. 20

32. FSE 序列用于 T_1WI 时,**错误**的是
    A. 与 SE 序列相比,SNR 下降   B. 与 SE 序列相比,CNR 减少
    C. 与 SE 序列相比,图像更模糊   D. 与 SE 序列相比,图像更清晰
    E. 与 SE 序列相比,脂肪组织信号强度更高

33. 以下关于 T_1WI 序列扫描的叙述,正确的是
    A. 首选 SE 序列   B. 首选 FSE 序列   C. 首选 SPGR 序列
    D. 首选 EPI 序列   E. 训练受检者平静呼吸

34. 以下关于 T_1WI 序列选择的叙述,**错误**的是
    A. 训练受检者屏气   B. 首选 FSE 序列
    C. 首选 SPGR 序列   D. 同时作为动态增强扫描序列
    E. 可以进行 2D 或 3D 扫描模式

35. 颅脑 T_2 flair 序列**不能**显示下面很明确的疾病是
    A. 多发性硬化   B. 腔隙性脑梗死   C. 急性脑梗死
    D. 脑肿瘤   E. 炎性病变

36. FSE 序列用于 T_2WI 时,以下 ETL 设置值中图像质量最好的是
    A. 4   B. 10   C. 20   D. 25   E. 30

37. 膝关节 MRI 检查时,为了显示半月板形态,最合适的 TE 应设置
    A. 15ms   B. 20ms   C. 30ms
    D. 50ms   E. 80ms

38. 以下关于 FSE 序列用于 T_2WI 的叙述,正确的是
    A. 除了受呼吸运动影响较大的器官,选择 ETL 2~5 为佳
    B. 除了受呼吸运动影响较大的器官,选择 ETL 7~16 为佳
    C. ETL>20 的 T_2WI 序列 T_2 权重较轻
    D. SE-EPI T_2WI 序列适用于可以很好屏气的运动器官成像
    E. SE-EPI T_2WI 序列能快速成像,T_2 对比好

39. 以下关于 MR 增强扫描的叙述,**错误**的是
    A. 增加病变信息   B. 增加病变与周围组织对比
    C. 有利于病灶定量、定性诊断   D. 直接显示血管影像

　　E. 有利于随访观察

40. MRI 设备环境温度湿度要求是

　　A. 温度要保持在 18~22℃,湿度应控制在 40%左右

　　B. 温度要保持在 18~22℃,湿度应控制在 50%左右

　　C. 温度要保持在 18~22℃,湿度应控制在 60%左右

　　D. 温度要保持在 15~20℃,湿度应控制在 50%左右

　　E. 温度要保持在 15~22℃,湿度应控制在 40%左右

二、问答题

1. MRI 检查的绝对禁忌证有哪些?

2. 简述 MRI 检查的原则。

三、案例分析题

1. 男性,70 岁,主诉上腹部不适,黑便 4 天,行上腹部 CT 及 MRI 检查(图 2-8)。

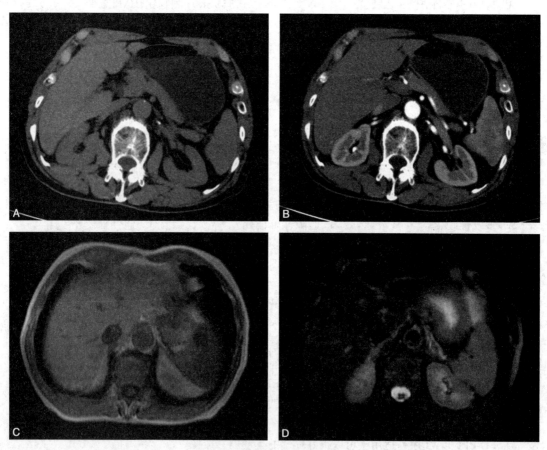

图 2-8　腹部 CT 及 MRI 检查

A. CT 平扫;B. CT 增强;C. T_1WI;D. T_2WI

问题:

(1) 该检查中,MR 图像质量最大的问题是

    A. 定位中心不准确   B. 被检者屏气配合不佳   C. 肝脏显示欠佳

    D. 脾脏显示欠佳   E. 胃显示欠佳

(2) MRI 检查前准备中,**错误**的是

    A. 检查前清洁灌肠   B. 检查术前 10 分钟注射山莨菪碱 20mg

    C. 训练被检者呼气后屏气   D. 训练被检者有规律呼吸

    E. 告知被检者大致检查时间

(3) 以下关于该被检者检查平面选择的叙述中,正确的是

    A. 只需扫横断面

    B. 只需扫冠状面

    C. 只需扫矢状面

    D. 以横断面和矢状面为主,必要时加扫冠状面

    E. 以横断面和冠状面为主,必要时加扫矢状面

(4) 以下关于该被检者脉冲序列选择的叙述中,正确的是

    A. 平扫   B. 直接增强   C. 平扫+增强

    D. 平扫+动态增强   E. 平扫+延时增强

2. 男性,60 岁,左髋部外伤伴行走困难半天,行影像检查(图 2-9)。

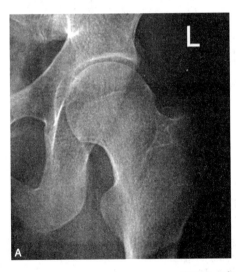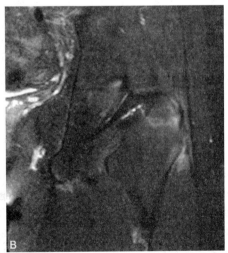

图 2-9 左髋关节外伤
A. X 线平片;B. T$_2$WI

问题:

(1) 首选的影像检查是

    A. 外伤侧 X 线摄影   B. 双侧 X 线摄影   C. 双侧 CT

    D. 外伤侧 MRI   E. 双侧 MRI

(2) 如果以上影像检查阴性,接下来应选择的影像检查是

    A. 双侧 X 线摄影   B. 双侧 X 线造影   C. 单侧 X 线造影

    D. 外伤侧 MRI   E. 双侧 MRI

（3）髋部 MRI 检查平面包括（多选）

　　A. 外伤侧横断面　　　　　B. 双侧横断面　　　　　　C. 外伤侧矢状面

　　D. 外伤侧冠状面　　　　　E. 双侧冠状面

（4）髋部 MRI 检查序列包括（多选）

　　A. 横断面 T_1WI　　　　　B. 横断面 T_2WI　　　　　C. 冠状面 T_1WI

　　D. 冠状面 T_2WI　　　　　E. 矢状面 T_1WI

实训八 习 题

一、选择题

1. 以下颅脑 MRI 检查适应证中，**错误**的是

　　A. 脑梗死　　　　　　　　B. 脑血管畸形　　　　　　C. 颅内占位性病变

　　D. 急性颅脑外伤　　　　　E. 脑白质病

2. 以下颅脑 MRI 检查体位的叙述中，**错误**的是

　　A. 仰卧位　　　　　　　　B. 头先进　　　　　　　　C. 眉间作为成像中心

　　D. 鼻根作为成像中心　　　E. 线圈中心对准磁体中心

3. 以下颅脑 MRI 检查体位的叙述中，**错误**的是

　　A. 仰卧位　　　　　　　　B. 头先进　　　　　　　　C. 鼻根作为成像中心

　　D. 听眦线与检查床面垂直　E. 线圈中心对准磁体中心

4. 以下颅脑疾病中，首选 MRI 检查的是

　　A. 顶叶胶质瘤　　　　　　B. 颞叶脑膜瘤　　　　　　C. 颞脑脓肿

　　D. 脑白质病变　　　　　　E. 脑桥小脑区肿瘤

5. 以下疾病中，MRI 检查具有绝对优势的是

　　A. 脑出血　　　　　　　　B. 脑膜瘤　　　　　　　　C. 脑胶质瘤

　　D. 脑脓肿　　　　　　　　E. 多发性硬化

6. 以下关于颅脑 MRI 检查的叙述中，**错误**的是

　　A. 横断面是颅脑 MRI 检查的常规成像平面

　　B. 横断面扫描基线平行于胼胝体前、后联合连线

　　C. 横断面频率编码方向均采用左右方向

　　D. 在扫描层面下方设置预饱和带，以消除血流搏动伪影

　　E. 横断面的扫描方向由下至上

7. 以下关于颅脑 MRI 检查成像平面的叙述中，正确的是

　　A. 横断面是颅脑 MRI 检查的常规成像平面　　B. 矢状面是颅脑 MRI 检查的常规成像平面

　　C. 冠状面是颅脑 MRI 检查的常规成像平面　　D. 横断面应在冠状面定位像上定位

　　E. 矢状面应在横断面定位像上定位

8. 以下颅脑 MRI 检查首选序列的叙述中，**错误**的是

　　A. T_1WI　　　　　　　　B. T_2WI　　　　　　　　C. T_1flair

　　D. T_2flair　　　　　　　E. SWI

9. 以下关于颅脑 T_1WI 序列的叙述中，正确的是

　　A. SE 序列中，TR = 1 000ms，TE = 15ms

B. FSE 序列中,TR = 1 000ms,TE = 15ms,ETL = 10

C. 低场强 MRI 仪,推荐使用 T_1flair 序列代替 T_1WI 序列

D. T_1flair 序列中,TR = 2 000ms,TE = 15ms,TI = 700ms,ETL = 8

E. T_1flair 序列中,TR = 2 000ms,TE = 15ms,TI = 2 250ms,ETL = 20

10. 脑出血 MRI 检查的敏感序列是

A. T_1WI   B. T_2WI   C. T_2flair

D. T_2^*WI   E. DWI

11. 关于颅脑冠状面 MRI 检查的叙述中,正确的是

A. 冠状面是颅脑 MRI 检查的主要平面

B. 冠状面主要在矢状面上定位,成像基线垂直于脑干

C. 冠状面主要在横断面上定位,成像基线与大脑正中矢状裂垂直

D. 冠状面主要在矢状面和横断面上定位,成像基线与大脑正中矢状裂垂直,与脑干大致平行

E. 颅脑冠状面 MRI 检查的相位编码方向一般取左右方向

12. 以下关于颅脑 MR 增强扫描的叙述中,正确的是

A. 增强扫描序列与平扫完全相同

B. 一般采用钆对比剂(如 Gd-DTPA),剂量为 0.1mmol/kg

C. 一般采用钆对比剂(如 Gd-DTPA),剂量为 0.1ml/kg

D. 常规采用 T_2WI 序列作为增强扫描序列

E. 对比剂静脉注射速度为 3~5ml/s

13. 以下关于颅脑 MR 增强扫描的叙述中,**错误**的是

A. 扫描序列应针对病灶并兼顾横断面、冠状面、矢状面 T_1WI 扫描

B. 一般采用钆对比剂(如 Gd-DTPA),剂量为 0.1mmol/kg

C. 一般采用钆对比剂(如 Gd-DTPA),剂量为 0.2ml/kg

D. 一般做动态增强扫描

E. 对比剂静脉注射速度为 0.5~2.5ml/s

14. 以下关于颅脑 MR 增强扫描的叙述中,**错误**的是

A. 扫描序列应针对病灶

B. 增强扫描平面应兼顾横断面、冠状面、矢状面

C. 采用 T_1WI 扫描序列

D. 一般采用钆对比剂(如 Gd-DTPA),剂量为 0.2mmol/kg

E. 对比剂静脉注射速度为 0.5~2.5ml/s

15. 以下关于颅脑 MR 增强扫描的叙述中,**错误**的是

A. 一般采用钆对比剂(如 Gd-DTPA),剂量为 0.1mmol/kg

B. 对比剂静脉注射速度为 0.5~2.5ml/s

C. 采用 T_1WI 扫描序列作为颅脑 MR 增强扫描序列

D. 如病变紧邻颅底或颅盖骨,合并采用脂肪抑制技术,并添加局部匀场

E. 常规需要进行图像后处理

16. 以下颅脑血管成像技术的适应证中,**错误**的是

A. 血管瘤   B. 脑梗死   C. 急性脑外伤

D. 动静脉畸形   E. 脑出血

17. 以下颅内动脉 3D-TOF-MRA 的叙述中,**错误**的是
    A. 采用 3D-TOF 快速梯度回波序列
    B. 3D-TOF 快速梯度回波序列属于 T_1WI 序列
    C. 3D-TOF 快速梯度回波序列属于 T_2WI 序列
    D. 扫描方向由上至下
    E. 扫描范围一般从枕骨大孔处至胼胝体上缘

18. 以下颅内动脉 3D-TOF-MRA 的叙述中,**错误**的是
    A. 采用 3D-TOF 快速梯度回波序列
    B. 3D-TOF 快速梯度回波序列属于 T_1WI 序列
    C. 采用横断面扫描
    D. 扫描方向由下至上
    E. 扫描范围一般从枕骨大孔处至胼胝体

19. 以下颅内动脉 3D-TOF-MRA 的叙述中,正确的是
    A. 采用纯轴位扫描
    B. 3D-TOF 快速梯度回波序列属于 T_2WI 序列
    C. 扫描层面上方设置预饱和带以消除静脉信号
    D. 扫描方向由下至上
    E. 扫描范围一般从枕骨大孔处至胼胝体

20. 以下颅内动脉 3D-TOF-MRA 扫描参数设置的叙述中,正确的是
    A. TR 越短,血液流入增强效应越明显
    B. TR 越长,血液流入增强效应越明显
    C. 为了减轻饱和效应,需适当缩短 TR
    D. TE 与血管信号强度无关
    E. 3T MRI 设备选择 TE 为 2.3ms

21. 以下颅内动脉 3D-TOF-MRA 扫描参数设置的叙述中,**错误**的是
    A. TR 越短,血液流入增强效应越明显　　　B. TR 越长,血液流入增强效应越明显
    C. 为了减轻饱和效应,需适当增加 TR　　　D. TE 影响背景信号强度
    E. 1.5T MRI 设备选择 TE 为 2.3ms

22. 以下技术**不能**用在颅内动脉 3D-TOF-MRA 中应用的是
    A. 流动补偿技术　　　　　B. 脂肪抑制技术　　　　　C. 磁化传递技术
    D. 电影成像技术　　　　　E. 层面内插技术

23. 以下颅内动脉 3D-TOF-MRA 扫描参数设置的叙述中,正确的是
    A. TR 越长,血液流入增强效应越明显　　　B. 为了减轻饱和效应,需适当缩短 TR
    C. 建议采用并行采集技术　　　　　　　　D. 3T MRI 设备选择 TE 为 2.3ms
    E. 图像一般不需要经过三维后处理

24. 以下关于颅脑静脉成像的适应证中,**错误**的是
    A. 脑静脉窦先天变异　　　　　　　　　　B. 静脉窦损伤
    C. 静脉栓塞　　　　　　　　　　　　　　D. 动静脉畸形
    E. 肿瘤性病变压迫、侵袭静脉系统

25. 以下关于颅内静脉 2D-TOF-MRA 的叙述中,正确的是
    A. 采用横断面 2D-TOF 快速梯度回波序列

B. 采用冠状面 2D-TOF 快速梯度回波序列

C. 扫描方向由前至后

D. 扫描方向无特别要求

E. 扫描范围前面超过鼻尖

26. 以下关于颅内静脉 2D-TOF-MRA 的叙述中，**错误**的是

A. 采用冠状面(或斜矢状面)2D-TOF 快速梯度回波序列

B. 扫描方向由后至前逆向静脉血流方向

C. 扫描方向由前至后顺着静脉血流方向

D. 扫描范围超过窦汇,最前至上额窦

E. 斜矢状面扫描时,确保大部分静脉走行与成像层面成角

27. 以下关于颅内静脉 2D-TOF-MRA 的叙述中，**错误**的是

A. 采用冠状面(或斜矢状面)2D-TOF 快速梯度回波序列

B. 扫描方向由后至前逆向静脉血流方向

C. 扫描范围超过窦汇,最前至上额窦

D. 在扫描层面上方设置预饱和带

E. 一般不进行增强扫描

28. 以下关于颅内静脉 2D-TOF-MRA 的叙述中,正确的是

A. 只能采用冠状面 2D-TOF 快速梯度回波序列

B. 扫描方向由前至后

C. 扫描范围超过窦汇,最前至额窦

D. 在扫描层面下方设置预饱和带

E. 常规进行增强扫描

29. 与颅脑 3D TOF-MRA 相比,以下关于 3D PC-MRA 优点的说法中，**错误**的是

A. 可以进行血液流速和流量检测

B. 背景组织信号抑制更佳

C. 成像时间更短

D. 平行于扫描层面的血管显示较好

E. 慢速的小血管显示较好

30. 以下关于鞍区 MRI 检查的叙述中，**错误**的是

A. 常规行矢状面或冠状面成像

B. 矢状面在冠状面上定位,并与颅脑正中线平行

C. 冠状面在矢状面上定位,一般垂直于垂体窝

D. 增强扫描使用 T_1WI 序列

E. 增强扫描使用 T_2WI 序列

31. 以下关于垂体 MRI 检查的叙述中,正确的是

A. 常规行冠状面和横断面成像

B. 冠状面在矢状面上定位,一般垂直于垂体窝

C. 增强扫描使用 T_2WI 序列

D. 对比剂采用钆对比剂(如 Gd-DTPA),剂量为 0.2mmol/kg

E. 对比剂注射速率 2ml/s

32. 垂体 MRI 检查的最佳层厚是

A. 1～2mm B. 2～3mm C. 3～4mm

D. 4～5mm E. 5～7mm

33. 以下关于垂体微腺瘤 MRI 检查的叙述中,**错误**的是
    A. 采用半剂量对比剂(剂量为 0.05mmol/kg)
    B. 行垂体冠状面 T_1W 动态增强技术
    C. 一般注射完对比剂后即开始增强扫描
    D. 成像序列一般与增强前 T_1WI 序列相同
    E. 如垂体占位性病变及鞍区病变>$1cm^2$,选择垂体 T_1W 动态增强扫描

34. 以下关于垂体微腺瘤 MRI 检查的叙述中,正确的是
    A. 采用标准剂量对比剂
    B. 行垂体矢状面 T_1W 动态增强技术
    C. 鉴别鞍区出血性病变或脂肪成分时,采用脂肪抑制技术
    D. 如垂体占位性病变及鞍区病变>$1cm^2$,选择垂体 T_1W 动态增强扫描
    E. 动态增强总扫描时间不长于 2min

35. 以下颅脑 MRI 检查技术均需进行后处理,**除外**
    A. 3D TOF-MRA B. 2D TOF-MRV C. 鞍区直接增强
    D. DWI E. PWI

36. 三叉神经与周围血管的空间关系能通过以下序列成像显示的是
    A. 2D TOF-MRV B. 3D TOF-MRA C. 3D PC-MRA
    D. DWI E. PWI

37. 以下脑扩散加权成像技术的叙述中,**错误**的是
    A. 常规行横断面 DWI 序列 B. 横断面尽量避开颅底界面
    C. 定位线与胼胝体前、后联合连线平行 D. 需要添加上下饱和带
    E. 扫描方向由下至上

38. 以下脑扩散加权成像技术的叙述中,**错误**的是
    A. 常规行横断面 DWI 序列 B. 横断面尽量避开颅底界面
    C. 定位线与胼胝体前、后联合连线平行 D. 不需要添加上下饱和带
    E. 扫描方向由上至下

39. 以下关于脑扩散加权成像参数的叙述中,**错误**的是
    A. 扫描层厚 5～7mm B. 扫描间隔 1～2mm
    C. b 值一般取 0,1 000～1 500s/mm^2 D. b 值一般取 0,500～600s/mm^2
    E. 施加 3 个方向弥散梯度

40. 下面**不属于** DTI 后处理得到的参数是
    A. ADC B. FA C. CBF
    D. RA E. VR

二、问答题

1. 简述颅脑 MRI 检查的适应证。
2. 简述急性脑梗死的 MRI 检查方案。

三、案例分析题

1. 男性,54 岁,头晕、两侧肢体无力 1 个月余,无其他相关病史(图 2-10)。

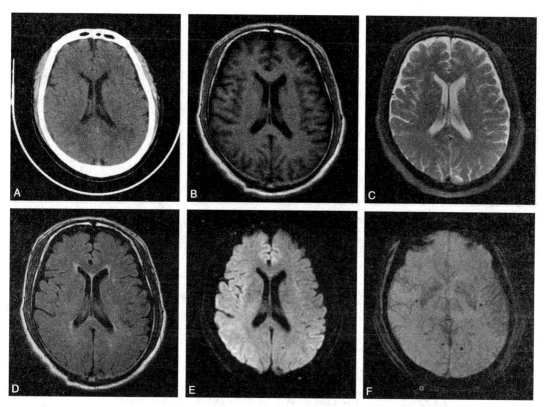

图 2-10　颅脑 CT 及 MRI
A. CT；B. T_1WI；C. T_2WI；D. T_2flair；E. DWI；F. SWI

问题：

（1）该患者应该首先选择的影像检查是
 A. DR   B. CT 平扫   C. CT 增强
 D. MR 平扫   E. MR 增强

（2）该患者以上检查未发现明显异常征象，下一步应该选择的影像检查是
 A. DR   B. CT 平扫   C. CT 增强
 D. MR 平扫   E. MR 增强

（3）以上检查发现颅脑内少许散在小缺血性病灶，接下来的影像检查是
 A. CT 增强   B. T_2flair C. MRA
 D. DWI   E. PWI

（4）以上检查未发现急性脑梗死，如果有必要，还可以选择的检查方法是
 A. MRA   B. DWI   C. PWI
 D. MRS   E. SWI

2. 男性，56 岁，左侧肢体无力 3h，无其他相关病史。就诊后 CT 平扫阴性（图 2-11）。
问题：

（1）该患者下一步应该选择的影像检查是
 A. DR   B. CT 增强   C. DSA
 D. MR 平扫   E. MR 增强

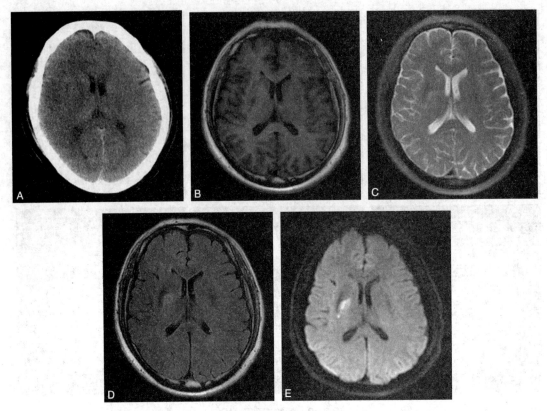

图 2-11　脑卒中 CT 及 MRI
A. CT；B. T_1WI；C. T_2WI；D. T_2flair；E. DWI

（2）两天后，常规 MRI 检查发现右侧基底节区斑片状异常信号，T_1WI 呈稍低信号，T_2WI 呈高信号，接下来应该选择的影像检查方法是

  A. CT 增强　　　　　　　B. DSA　　　　　　　　C. MR 平扫

  D. MR 增强　　　　　　　E. DWI

（3）以上检查病灶呈高信号。为了判断该病灶内是否合并微量出血，应选择的影像检查方法是

  A. CT 增强　　　　　　　B. MR 平扫　　　　　　　C. SWI

  D. MR 增强　　　　　　　E. DWI

（4）为了鉴别该病灶是否是淋巴瘤，选择的影像检查方法是

  A. CT 增强　　　　　　　B. MR 平扫　　　　　　　C. SWI

  D. MR 增强　　　　　　　E. DWI

实训九　习　　题

一、选择题

1. 与眼眶 MRI 扫描平面<u>不符</u>的是

  A. 常规为横断面、斜矢状面和冠状面　　　　　　B. 斜矢状面在冠状面上定位

C. 横断面相位编码方向为 LR   D. 斜矢状面相位编码方向选 CC

E. 冠状面相位编码方向为 LR

2. 关于 Gd-DTPA 应用于眼眶增强扫描的叙述,正确的是

  A. 眼眶增强扫描各方位均使用 T_1WI

  B. 眼眶增强各方位均使用 T_1WI 加脂肪抑制技术

  C. 眼眶增强扫描各方位均使用 T_2WI

  D. 眼眶增强扫描各方位均使用 T_2WI 加脂肪抑制技术

  E. 眼眶增强冠状面与斜矢状面使用 T_1WI 加脂肪抑制技术

3. 眼眶常规扫描的技术**不包括**

  A. 定位采集中心对准两眼连线中点   B. 嘱患者目视前方闭目,眼球保持不动

  C. 扫描方位为横断面、冠状面和斜矢状面   D. 斜矢状面扫描线平行于视神经

  E. 斜矢状面扫描线平行于眼眶内侧缘

4. 常规 MR 扫描时,必须要有矢状面的是

  A. 垂体   B. 眼眶   C. 肾脏

  D. 肝脏   E. 腮腺

5. 眼眶内脂肪丰富,为消除其干扰应采用

  A. T_2WI B. T_1WI C. T_2WI 加脂肪抑制技术

  D. T_1FLAIR E. T_2FLAIR

6. 扫描基线从眶前线开始向后连续扫描的是

  A. 眼眶横断面   B. 眼眶冠状面   C. 眼眶矢状面

  D. 眼眶斜矢状面   E. 眼眶斜冠状面

7. 下列鼻咽部 MRI 扫描技术的叙述中,**不正确**的是

  A. T_1WI 可清晰显示鼻咽部黏膜部分

  B. 鼻咽部增强不需要使用脂肪抑制技术

  C. 鼻咽部病变 T_2WI 要加脂肪抑制技术

  D. 鼻咽部病变必须做三个方位的增强扫描

  E. 有一侧咽隐窝变浅时应引起高度重视,必要时行增强扫描

8. 下列疾病中,**不属于**鼻部 MRI 扫描适应证的是

  A. 鼻咽肿瘤   B. 鼻窦炎症   C. 颅颈部交界处肿瘤

  D. 鼻咽癌   E. 鼻骨骨折

9. 鼻咽部横断位扫描范围是

  A. 垂体至第 4 颈椎   B. 垂体至第 3 颈椎   C. 基底节至第 3 颈椎

  D. 基底节至第 4 颈椎   E. 第四脑室后角至第 3 颈椎

10. 下列关于眼部 MRI 扫描的叙述中,**错误**的是

  A. 相关准备闭双眼,眼球不动

  B. 线圈可采用头颅正交线圈

  C. 眼部常规平扫序列为横轴位 T_1WI、横轴位 FS-T_1WI、横轴位 T_2WI

  D. 沿视神经走形斜矢状面 FS-T_2WI

  E. T_2WI 一般不加脂肪抑制技术

11. 耳部 MRI 扫描参数,**错误**的是

  A. SE 序列 T_2 加权   B. 3D 或 2D

C. 横断面相位编码方向为 LR　　　　　　　D. 冠状面相位编码方向为 LR

E. 4~6mm 层厚

12. 下列关于鼻窦 MRI 技术中,**错误**的是

A. 线圈可用头颅线圈

B. 线圈中心及定位线位于眉间与鼻尖连线中点

C. 常规扫描方位为横断面 $T_1WI(T_2WI)$、冠状面 $T_1WI(T_2WI)$ 或 T_2-STIR

D. 增强扫描一般采用 FS-T_2WI

E. 相关检查准备同颅脑 MRI 技术

13. 下列关于喉咽部及颈部 MRI 技术应用中,**错误**的是

A. 在检查过程中平静呼吸,勿张口及做吞咽动作

B. 线圈为头颈联合线圈

C. 常规扫描方位为矢状面 T_2WI、冠状面 T_1WI 或 T_1-STIR

D. 常规扫描方位为矢状面 T_2WI、冠状面 T_1WI 或 T_2-STIR

E. 增强扫描一般采用 FS-T_1WI

14. 磁共振内耳成像**不合理**的是

A. 体位摆放同头颅 MRI

B. 线圈采用头颅正交线圈

C. 分别在冠状面和矢状面上桥小脑角处设定横断面内耳成像图

D. 获取重 T_1WI

E. 脉冲序列推荐采用三维稳态构成干扰序列

15. 下列颈部 MRA 技术应用中,**错误**的是

A. 采用头颈联合线圈

B. TOF-MRA 用横断位

C. PC-MRA 用冠状面扫描

D. TOF-MRA 动脉成像,预饱和带设置于扫描范围外的动脉近端

E. 静脉呈现预饱和带设置于扫描范围外的静脉近端

16. 颈部 MRA 成像时应注意

A. 显示慢速血流采用 3D-TOF　　　　　　B. 显示慢速血流采用 3D-PC

C. 显示快速血流采用 3D-TOF　　　　　　D. 显示快速血流采用 3D-PC

E. CE-MRA 显示动脉或静脉血管和狭窄区域

17. 下列关于颈部 MRI 检查技术中,**错误**的是

A. 患者仰卧位,头先进

B. 甲状腺病变扫描范围上至甲状软骨上缘,下至胸骨柄上缘

C. 以横断面和冠状面扫描为主

D. T_2WI 要加脂肪抑制

E. MR 增强扫描对某些肿瘤、肿大淋巴结和正常结构的鉴别价值不大

18. 颈部 MRA 与临床 DSA 方法相比,具有的优点**不包括**

A. 是一种无损伤的检查技术

B. 对比剂用量少

C. 可三维空间成像,也能以不同角度 360°旋转观察

D. 可全部代替有创伤性的血管造影检查

E. MRA 检查费用低、检查时间短

19. 以下口咽部扫描技术中,**错误**的是
   A. 头颈部联合线圈 　　　　　　　　 B. 线圈中心对准口部
   C. T_2WI 加脂肪抑制技术 　　　　　 D. 只需做横断面 T_1WI、T_2WI
   E. 鉴别诊断需做增强扫描

20. 在颈部 TOF-MRA 技术中,预饱和技术常用来抑制
   A. 吞咽运动伪影 　　　　　　　　　 B. 心搏伪影
   C. 呼吸运动伪影 　　　　　　　　　 D. 化学位移伪影
   E. 逆向流动液体伪影

21. 在眼眶 MRI 扫描中,容易出现的伪影是
   A. 吞咽运动伪影 　　　 B. 心搏伪影 　　　 C. 呼吸运动伪影
   D. 化学位移伪影 　　　 E. 逆向流动液体伪影

22. 在口咽 MRI 扫描中,容易出现的伪影是
   A. 吞咽运动伪影 　　　 B. 心搏伪影 　　　 C. 呼吸运动伪影
   D. 化学位移伪影 　　　 E. 逆向流动液体伪影

23. 在喉咽 MRI 扫描中,容易出现出现的伪影是
   A. 吞咽运动伪影 　　　 B. 心搏伪影 　　　 C. 呼吸运动伪影
   D. 化学位移伪影 　　　 E. 逆向流动液体伪影

24. 视神经的扫描应使用
   A. 横轴面 　　　 B. 矢状面 　　　 C. 斜矢状面
   D. 冠状面 　　　 E. 斜冠状面

25. 下列关于鼻咽部 MR 信号的描述中,**错误**的是
   A. T_1WI 清晰显示黏膜部分与深部结构
   B. 鼻咽旁间隙呈规则条状信号
   C. 鼻咽旁间隙脂肪信号 T_1WI 呈低信号
   D. 鼻咽旁间隙围以脂肪信号
   E. 高信号脂肪间隙将深部各间隙解剖结构分开

26. 下列关于鼻咽部 MRI 扫描技术的叙述,**不正确**的是
   A. T_1WI 可清晰显示鼻咽部黏膜部分及深部结构
   B. 鼻咽部增强不需使用脂肪抑制技术
   C. 鼻咽部病变 T_2WI 要加脂肪抑制技术
   D. 鼻咽部病变必须做三个方位的增强扫描
   E. 有一侧咽隐窝变浅时应引起高度重视,必要时行增强扫描

27. 关于 CE-MRA 对比剂的叙述,**不正确**的是
   A. 对比剂稀释后再注射
   B. 应尽量采用快速团注
   C. 对比剂的注射最好采用磁共振专用高压注射器
   D. 常用对比剂为 GD-DTPA
   E. 对比剂剂量和流速应根据检查部位、范围、目的确定

28. 有关鼻咽部 MRI 扫描技术,正确的是
   A. 选用脊柱线圈 　　　　　　　　　 B. 鼻咽部在线圈中心

  C. 指示灯中心对准口部   D. 以横断位为主,必要时加做矢状位

  E. 扫描层厚 7~8mm,间隔 30%

29. 与 X 线和 CT 相比,MRI 检查占据绝对优势的病变部位为

  A. 头颅病变   B. 颅颈交界处病变   C. 肺部病变

  D. 肝脏病变   E. 骨关节病变

30. MR 内耳水成像技术应用是

  A. 重 T_1WI 序列   B. 轻 T_1WI 序列   C. 轻 T_2WI 序列

  D. 重 T_2WI 序列   E. 质子加权成像序列

31. 有关鼻咽部 MRI 扫描技术,**错误**的是

  A. 鼻咽部必须行横断面、矢状面、冠状面扫描

  B. T_2WI 加脂肪抑制技术对鼻咽部病变显示最佳

  C. 采集中心对准眉间

  D. 增强采用 T_1WI 序列扫描

  E. 增强扫描必须有加脂肪抑制技术

32. 对咽部解剖的论述,**错误**的是

  A. 咽部是由呼吸道和消化道上段共同交通的部分

  B. 咽部是由软骨和黏膜下肌群构成的管腔

  C. 咽部自上而下分为鼻咽、口咽和喉咽三部分

  D. 自颅底到软腭水平的一段为鼻咽

  E. 自软腭至舌骨水平的一段为口咽

33. 下列疾病中,**不属于**眼部 MRI 扫描适应证的是

  A. 眼眶肿瘤   B. 鼻窦炎症   C. 眼肌疾病

  D. 眼部外伤   E. 眼部金属异物

34. 口咽部 MRI 扫描的适应证**不包括**

  A. 口咽部肿瘤   B. 口咽部炎症   C. 舌部肿瘤

  D. 阻生牙   E. 唾液腺病变

35. 下列鼻咽部 MRI 扫描平面的叙述中,**错误**的是

  A. 常规扫描采用横断面、矢状面、冠状面

  B. 扫描范围上至垂体,下至颈 3

  C. 在采集面上、下两方设置平行于层面的饱和带

  D. 做横断面 T_1WI 及 T_2WI,冠状面及矢状面 T_1WI

  E. 冠状面相位编码方向取左右

二、问答题

1. 颈部扫描平扫一般选择什么序列和平面? 增强选择什么序列和平面?

2. 颈部 MRI 扫描选择脂肪抑制时,一般可以选择哪几种方法?

三、案例分析题

  1. 女性,56 岁,体重 60kg,身高 165cm,头颅 CT 检查偶发现右眼视神经结节,不伴视物模糊 (图 2-12)。

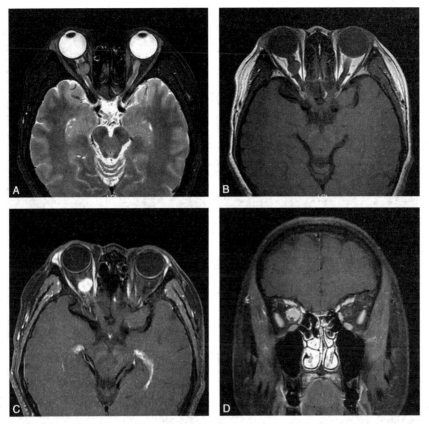

图 2-12 眼眶 MRI
A.横断面 T_2WI;B.横断面 T_1WI;C.横断面增强 T_1WI;D.冠状面增强 T_1WI

问题:

(1) 该患者下一步应该选择的影像学检查是

    A. DR   B. CT 平扫   C. MR 平扫

    D. MR 增强   E. DSA

(2) 在眼眶磁共振成像检查中,由于脂肪含量高易掩盖病变,常需要用到脂肪抑制技术,但**不包括**

    A. 化学位移频率选择饱和压脂技术   B. 化学位移水脂反相位饱和法

    C. 反转恢复技术   D. 水激励技术

    E. 脂肪激励技术

(3) 外科医生为了确认视神经纤维与肿瘤的关系,以利于手术中避免损伤不必要的神经纤维,应该采用的 MRI 序列是

    A. DTI   B. PWI   C. DWI

    D. BOLD   E. MRS

(4) 该患者进行 MR 增强扫描时使用对比剂钆喷酸葡胺,常规注射剂量是

    A. 6.0ml   B. 9.0ml   C. 9.4ml

    D. 10.2ml   E. 12.0ml

2. 男性,49 岁,体重 81kg,身高 179cm,左侧舌部肿物 4 个月余,拟住院手术,无其他相关病史(图 2-13)。

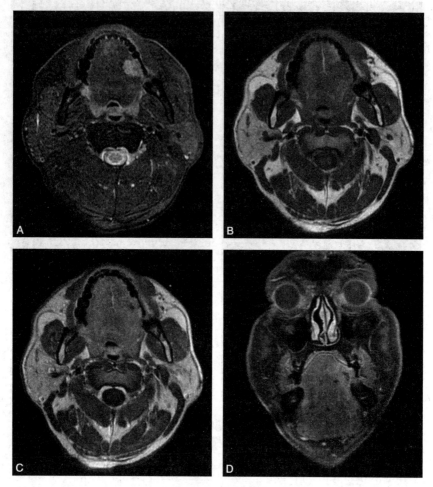

图 2-13　舌部 MRI

A. 横断面 T_2WI；B. 横断面 T_1WI；C. 横断面增强 T_1WI；D. 冠状面增强 T_1WI

问题：

（1）该患者下一步选择的影像学检查最佳的是

  A. CT 平扫   B. MRA   C. MR 平扫

  D. MR 增强   E. DSA

（2）以上检查时，发现血管搏动伪影明显，应该添加饱和带的方向是

  A. S 方向   B. I 方向   C. A 方向

  D. P 方向   E. R 方向

（3）在以上检查时，为缩短采集时间又不改变 T_1、T_2 的图像对比度，需要设置合适的回波链长度，分别应该是

  A. T_1WI 3~4　T_2WI 16~20   B. T_1WI 2~3　T_2WI 16~20

  C. T_1WI 3~4　T_2WI 14~16   D. T_1WI 2~3　T_2WI 22~28

  E. T_1WI 3~4　T_2WI 22~28

（4）该患者进行 MR 增强扫描时使用对比剂钆喷酸葡胺，常规注射剂量是

  A. 8.1mmol   B. 14.2mmol   C. 16.2mmol

D. 18.0mmol   E. 20.2mmol

实训十 习 题

一、选择题

1. 以下各项中,**不属于**脊椎与脊髓磁共振成像检查适应证的是
   A. 脊椎和脊髓外伤   B. 椎间盘突出
   C. 脊椎及椎管内肿瘤   D. 脊椎及脊髓病变手术后复查
   E. 观察脊柱稳定性

2. 对于椎管内肿瘤的评价最佳检查方法是
   A. 普通 X 线检查   B. 椎管造影   C. CT
   D. MRI   E. PET-CT

3. 以下对于脊椎 MRI 检查中受检者体位及定位中心说法中,**错误**的是
   A. 均采用仰卧位,头先进,双臂置于身体两侧
   B. 被检段脊柱中心位于所选线圈中心并设为定位中心
   C. 颈椎:定位中心对准线圈中心及甲状软骨水平
   D. 胸椎:定位中心对准线圈中心及胸骨角(第 4 胸椎)水平
   E. 腰椎:定位中心对准线圈中心及肚脐水平

4. 以下关于颈椎 MRI 检查说法中,**错误**的是
   A. 观察椎体常规采用矢状位
   B. 观察椎间盘突出或膨出需扫轴位
   C. 扫描范围包含 $C_1 \sim T_1$ 椎体及两侧附件
   D. 观察椎骨及周围软组织则必须加扫 STIR 序列
   E. 颈髓病变扫描基线平行于颈髓纵轴或垂直于椎体横轴

5. 以下关于胸椎 MRI 检查说法中,**错误**的是
   A. 椎间盘病变扫描基线平行于椎间盘
   B. 脊柱畸形需加扫冠状面 T_2WI 或 T_1WI 序列
   C. 对于脊柱外伤需要加扫病变椎体轴位 STIR 序列
   D. MRI 增强扫描有利于观察椎间盘突出
   E. 脊髓肿瘤常规做矢状面、冠状面、横断面增强 T_1WI-抑脂序列

6. 以下关于胸椎 MRI 扫描说法中,**错误**的是
   A. 仰卧位,使人体正中矢状面与线圈长轴垂直,双手上举置于头两侧
   B. 定位中心为胸骨角(第 4 胸椎)水平
   C. 层厚常为 2~3mm
   D. 常规扫描方位为矢状面及横断面
   E. 横断面 FOV 多为 16~20cm

7. 以下关于胸椎及胸段脊髓 MRI 扫描技术中,说法**错误**的是
   A. 矢状面扫描中心在胸 6~7 水平,频率编码方向为 A/P 向
   B. 横断面定位线应平行于椎间盘,频率编码方向为上下向并放置饱和带
   C. 椎管内占位病变多需扫冠状面

D. 脊柱畸形加扫冠状面 T_2WI 或 T_1WI 序列

E. 矢状面扫描中流动补偿选择频率方向,以减少脑脊液流动和呼吸及血管搏动等带来的影响

8. 以下关于腰椎及腰段脊髓 MRI 扫描技术中,说法**错误**的是

　　A. 扫描基线平行于腰椎管矢状面

　　B. 扫描范围覆盖腰椎体及两侧横突,$T_{12}\sim S_2$ 水平

　　C. 椎间盘病变扫描基线平行于椎间盘,每个椎间盘扫描 $3\sim5$ 层,需覆盖整个椎间隙及相应节段的整个椎间孔

　　D. 椎体或椎管病变扫描基线平行于椎体横轴或垂直于腰椎管纵轴,范围覆盖 $L_1\sim S_1$ 椎体水平

　　E. 对于椎管内病变无须扫冠状面 T_2WI 或 T_1WI 序列

9. 以下关于骶尾椎 MRI 扫描技术中,说法**错误**的是

　　A. 观察椎骨及其周围软组织必须加扫矢状面 STIR 序列

　　B. 矢状面扫描基线垂直于椎管矢状面

　　C. 范围覆盖骶椎椎体两侧,L_5 至全部骶尾椎

　　D. 横断面 T_2WI 序列扫描基线依次平行于各骶椎、尾椎椎间隙或平行于椎体横轴

　　E. 斜冠状面,扫描基线平行于骶椎椎管,范围包含骶尾骨前后缘

10. 以下关于椎管内占位病变 MRI 扫描技术中,**错误**的是

　　A. 常规做矢状面、冠状面、横断面增强 T_1WI 抑脂序列

　　B. 常采用钆对比剂

　　C. 常规对比剂剂量成人为 0.1mmol/kg

　　D. 多以 $2\sim3\text{ml/s}$ 的速率静脉注射推注完成后开始扫描

　　E. 无须做 MRI 平扫相关序列

11. 以下关于脊椎与脊髓 MRI 扫描对于图像质量要求说法中,**错误**的是

　　A. 显示全部椎体、椎间盘及两侧附件

　　B. 无明显吞咽运动伪影、血管搏动及脑脊液流动伪影

　　C. 能准确提供定位椎体的矢状面 T_2W 定位像

　　D. 心血管搏动伪影、脑脊液流动伪影不影响诊断

　　E. 对于椎旁软组织等结构,可以不用全部显示

12. 以下关于脊椎与脊髓 MRI 扫描技术相关解剖生理特点的说法中,**错误**的是

　　A. 静卧时脊椎无明显的宏观生理性运动,可以接受较长时间扫描

　　B. 颈、胸髓上下径线长,前后径线短,对前后、左右的空间分辨力要求较高

　　C. 蛛网膜下间隙内的脑脊液对于脊髓的显示具有天然的对比

　　D. 脑脊液流动造成的流动伪影可降低图像质量

　　E. 呼吸运动对于图像质量干扰较少

13. 以下关于脊柱与脊髓 MRI 检查技术的叙述中,**不正确**的是

　　A. 选取脊柱表面线圈

　　B. 颈椎 MRI,颈部左右应加局部饱和

　　C. 胸椎 MRI,常规在靠近胸椎前加局部饱和

　　D. 去除身上所有的金属物品

　　E. 全脊柱扫描应用全脊柱表面线圈并在脊柱前设置预饱和带

14. 与脊柱、脊髓 MRI 检查技术**无关**的选项是

A. 胸椎 MRI 常规在靠近胸椎前面加局部饱和

B. 选用脊柱表面线圈

C. 询问病人体内有无金属物品

D. 扫描序列包括矢状面 T_2WI、T_1WI、STIR 序列,横断面 T_2WI 序列

E. 为观察脊柱结核患者椎旁冷脓肿,增加扫描序列包括横断面 T_2WI、T_1WI 序列

15. 以下关于脊髓磁共振水成像(MRM)技术应用中,**错误**的是

A. 先行脊椎 MRI 常规检查,再根据平扫图像定位做 MRM

B. 扫描序列为单次屏气 3D 快速重 T_2WI-TSE 序列

C. 线圈同脊柱 MRI

D. 3D-多层薄层 HASTE 序列

E. 后处理做最大密度投影(MIP)

16. 下面各项中,**不能**控制生理性运动伪影的措施是

A. 采用呼吸门控技术　　　　B. 缩短检查时间　　　　C. 采用心电门控技术

D. 预饱和技术　　　　E. 增加对比剂用量

17. 以下关于脊椎与脊髓常见疾病 MRI 检查中,**错误**的是

A. 对于骨质病变,扫描时应加扫 T_2WI 压脂序列

B. 对于颈延髓及颅颈联合部畸形,需做斜冠状面和横断面 T_1WI 序列

C. 对于脊椎外伤患者,需扫矢状面及横断面 T_2WI 压脂序列

D. 为减轻脑脊液流动导致的搏动伪影,应施加流动补偿技术

E. 对于脊髓内占位性病变,平扫多可以明确其部位及大小

18. 以下有关椎间盘变性的叙述中,**不正确**的是

A. 20 岁以下髓核含水量 85%~90%

B. 变性时,含水量减少

C. 变性的椎间盘以低信号为主

D. 矢状面 T_2WI 序列对于椎间盘变性具有诊断价值

E. 椎间盘变性一定有椎间盘脱出

19. 在颈椎 MR 成像中,预饱和技术主要用于抑制

A. 吞咽运动伪影　　　　B. 心脏搏动伪影　　　　C. 呼吸运动伪影

D. 化学位移伪影　　　　E. 逆向流动液体信号

20. 在胸椎 MR 成像中,预饱和技术主要用于抑制

A. 吞咽运动伪影　　　　B. 心脏及大血管搏动伪影　　　　C. 呼吸运动伪影

D. 化学位移伪影　　　　E. 逆向流动液体信号

21. 在腰椎 MR 成像中,预饱和技术主要用于抑制

A. 吞咽运动伪影　　　　B. 腹主动脉搏动伪影　　　　C. 呼吸运动伪影

D. 化学位移伪影　　　　E. 逆向流动液体信号

22. 关于腰椎正常解剖的叙述中,**错误**的是

A. 腰椎椎体的横径大于前后径

B. 椎间盘由软骨板、纤维环及髓核三部分构成

C. 脊髓在腰 1~2 水平移行为终丝

D. 随着年龄的增加,椎体骨髓腔内的脂肪成分逐渐减少

E. 椎管由前面的椎管、侧面的椎弓及后面的椎板、棘突组成

23. 以下关于腰椎 MR 检查技术中,相位编码方向准确的是
    A. 横断面为左右方向,矢状面为上下方向,冠状面为左右方向
    B. 横断面为左右方向,矢状面为前后方向,冠状面为左右方向
    C. 横断面为前后方向,矢状面为前后方向,冠状面为上下方向
    D. 横断面为前后方向,矢状面为上下方向,冠状面为上下方向
    E. 横断面为左右方向,矢状面为前后方向,冠状面为左右方向

24. 以下关于胸段脊髓 MRI 说法中,正确的是
    A. T_1 加权序列像上灰质信号比白质信号低
    B. T_1 加权序列像上灰质信号比白质信号高
    C. T_2 加权序列像上灰质信号比白质信号低
    D. 脊髓灰质呈蜘蛛足状改变
    E. 脊髓灰质呈马尾状改变

25. 以下关于臂丛神经 MRI 检查的说法中,**不正确**的是
    A. 扫描的上下范围应包括颈 4 椎体上缘至胸 2 椎体下缘水平
    B. 扫描的前后范围应包括椎体前缘至椎体后缘
    C. 观察臂丛神经节前神经根时,应采用轴位扫描
    D. 观察臂丛神经节后神经根时,应采用冠状位扫描
    E. 扫描序列无须加脂肪抑制技术

26. 以下关于腰椎矢状面 MRI 相位编码方向设置的说法中,**错误**的是
    A. 应选用上下方向
    B. 可减少脑脊液所产生的搏动伪影
    C. 可增加前后方向的空间分辨力
    D. 可减少腹主动脉搏动伪影
    E. 可减少呼吸运动带来的伪影

27. 最有效抑制脑脊液流动伪影的方法是
    A. 流动补偿(FC)技术
    B. 脂肪抑制技术
    C. 呼吸补偿技术
    D. 变换频率编码和相位编码方向
    E. 固定受检者检查部位

28. 以下关于颈髓 MRI 扫描的叙述中,**错误**的是
    A. 扫描范围包含 $C_1 \sim T_1$ 椎体
    B. 常需行增强扫描
    C. 受检者仰卧于线圈上,头先进,身体长轴与床、线圈一致
    D. 常用序列为单次激发 3D 单层块-重 T_2WI 序列
    E. 主要显示椎管内病变

29. 以下关于脊椎及脊髓病变手术后 MRI 检查的说法中,**错误**的是
    A. 先行矢状面 T_2WI、T_1WI 序列及横断面 T_2WI 序列扫描
    B. 为观察椎骨及周围软组织增加扫矢状面、横断面 STIR 序列
    C. 术区内固定器多无干扰
    D. 对于肿瘤患者必要时还需增加冠状面 STIR 序列
    E. 对于内固定器的显示 CT 优于 MRI

30. 脊柱骨转移瘤显示最好的序列是
    A. MR 水成像
    B. 回波平面脉冲序列
    C. 自旋回波脉冲序列
    D. 梯度回波脉冲序列

E. 反转恢复脉冲序列

31. 颈椎、颈髓 MRI 扫描最好选择
    A. 矢状面 T_1 加权、T_2 加权序列
    B. 冠状面 T_2 加权序列、横断面 T_2 加权序列
    C. 矢状面 T_2 加权序列、冠状面 T_1 加权序列
    D. 矢状面 T_1 加权序列、横断面 T_1 加权序列
    E. 矢状面 T_1 加权、T_2 加权序列、横断面 T_2 加权序列

32. 关于腰椎解剖的叙述中,**错误**的是
    A. 腰椎椎体的前后径小于横径
    B. 椎间盘由软骨板、纤维环及髓核三部分构成
    C. 随着年龄的增加,椎间盘内含水量逐渐增多
    D. 随着年龄的增加,椎体骨髓腔内的脂肪成分逐渐增多
    E. 椎管由前面的椎管、侧面的椎弓及后面的椎板、棘突组成

33. 以下关于脊椎与脊髓常见疾病 MRI 检查的说法中,**错误**的是
    A. 对于脊椎结核,扫描时应加扫 T_2WI 脂肪抑制序列
    B. 对于颈延髓及颅颈联合部畸形,需做冠状面和横断面 T_2WI 序列
    C. 对于脊椎外伤患者,除常规序列外,需加扫 T_2WI 脂肪抑制序列
    D. 为减轻脑脊液流动导致的搏动伪影,应施加流动补偿技术
    E. 对于脊髓内占位性病变,需增强扫描

34. 颈椎矢状面 MRI 扫描定位中心为
    A. 对准线圈中心及甲状软骨水平
    B. 对准线圈中心及胸骨角(第 4 胸椎)水平
    C. 对准线圈中心及髂嵴(第 4 腰椎)水平
    D. 对准线圈中心及髂前上棘连线中点
    E. 对准线圈中心及肚脐平面

35. 胸椎前方的预饱和带
    A. 消除心脏大血管搏动产生的伪影
    B. 消除腹主动脉搏动及腹部呼吸运动引起的伪影
    C. 消除呼吸运动引起的伪影
    D. 消除吞咽动作引起的运动伪影
    E. 消除磁敏感伪影

二、问答题

简述脊椎及脊髓相关疾病 MRI 检查策略(至少 3 类)。

三、案例分析题

1. 男性,60 岁。反复腰背部疼痛不适半年,伴左下肢麻木,无明显畏寒发热等不适。查体:神志清,皮肤无红肿,腰 4~5 棘突间压痛明显,左下肢抬腿试验阳性。腰椎 X 线片示腰椎骨质增生。

问题:
(1)结合临床症状、体征及 X 线检查还应考虑的疾病是
    A. 腰椎椎间盘突出
    B. 腰椎结核
    C. 腰椎压缩性骨折
    D. 腰椎肿瘤

E. 腰椎椎间盘变性

（2）入院后临床申请腰椎磁共振成像检查,常规扫描序列为

A. 矢状面 T_2WI、T_1WI、STIR 序列及冠状面 T_2WI 序列

B. 矢状面 T_2WI、T_1WI 序列及横断面 T_2WI 序列

C. 矢状面 T_2WI、T_1WI、STIR 序列及横断面 T_2WI 序列

D. 横断面 T_2WI、T_1WI、STIR 序列及矢状面 T_2WI 序列

E. 矢状面 T_2WI、T_1WI 序列及横断面 STIR 序列

2. 女性,63 岁,2 天前弯腰搬动重物后出现腰痛,不伴肢体活动障碍,无大小便失禁;查体:脊柱无畸形,弯腰活动受限,腰部按压痛及叩击痛(图 2-14)。

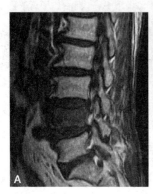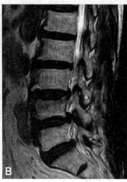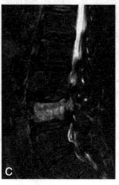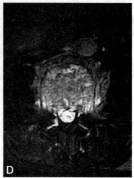

图 2-14 腰部外伤 MRI

A. 矢状面 T_1WI;B. 矢状面 T_2WI;C. 矢状面 STIR;D. 横断面 T_2WI

问题:

（1）该患者应首选的影像学检查方法是

A. X 线检查　　　　　　B. CT 平扫　　　　　　C. CT 增强扫描

D. MRI 检查　　　　　　E. 核素骨扫描

（2）为了确定腰 4 椎体是否为新近损伤,首选的检查方法是

A. X 线检查　　　　　　B. CT 平扫　　　　　　C. CT 增强扫描

D. MRI 检查　　　　　　E. 核素骨扫描

（3）腰椎 MRI 检查时,相位编码方向的选择是

A. 横断面为左右方向,矢状面为上下方向,冠状面为左右方向

B. 横断面为左右方向,矢状面为前后方向,冠状面为左右方向

C. 横断面为前后方向,矢状面为前后方向,冠状面为上下方向

D. 横断面为前后方向,矢状面为上下方向,冠状面为上下方向

E. 横断面为左右方向,矢状面为前后方向,冠状面为左右方向

实训十一 习 题

一、选择题

1. 以下关于心脏 MRI 检查优点的叙述中,**除外**

A. 心内血液和心脏结构之间的良好对比　　B. 能分辨心肌、心内膜、心包和心包外脂肪

C. 动态观察心肌运动　　D. 无损伤检查

E. 直接显示心脏功能

2. 能够在同一层面观察四个心腔的扫描方向为

A. 横轴位　　B. 矢状面　　C. 冠状面

D. 垂直于室间隔的长轴位　　E. 垂直于室间隔的短轴位

3. 以下关于胸部 MRI 检查的叙述中,正确的是

A. MRI 扫描较快,不需要患者训练呼吸

B. 心脏大血管目前还不能进行 MRI 检查

C. 胸部脂肪较少,T_2WI 常规扫描不需要加脂肪抑制序列

D. 使用脊柱相控阵表面线圈

E. 肺部占位性病变 CT 检查比 MR 更具优越性

4. 心脏 MRI **不适用于**

A. 室间隔缺损　　B. 房间隔缺损　　C. 频发室性期前收缩

D. 单心室　　E. 完全性大动脉转位

5. 以下心脏 MRI 平面中,**不能**用于心功能分析的是

A. 横断面　　B. 心脏短轴位　　C. 矢状面

D. 冠状面　　E. 心脏长轴位

6. 乳腺 MRI 检查常用的成像技术是

A. SE 序列 T_1WI 增强扫描

B. FSE 序列 T_1WI 和 T_2WI

C. 磁共振波谱成像

D. 脂肪抑制 T_1WI、T_2WI 及快速动态增强 T_1WI

E. SE 序列 T_1WI 和 T_2WI

7. 下列各项 PC 法磁共振血管成像应用中,**错误**的是

A. 脑动脉瘤的检查　　B. 心脏冠脉检查　　C. 心脏血流分析

D. 静脉病变的检查　　E. 肾动脉病变的检查

8. 心脏二腔心定位线应平行于

A. 主动脉弓　　B. 左室心尖和三尖瓣中点连线

C. 左室心尖和二尖瓣中点连线　　D. 升主动脉与降主动脉连线

E. 二尖瓣与三尖瓣连线

9. 下列各项中,**不属于**乳腺 MRI 检查优点的是

A. 组织分辨力高

B. 密度分辨力高

C. 图像可多层面、多角度、多参数获得

D. 对显示病变的大小、形态、数目和位置优于其他影像学检查

E. 乳腺动态增强扫描对于乳腺的良恶性鉴别有一定的意义

10. 以下关于乳腺 MRI 检查技术的叙述中,正确的是

A. 体位:仰卧、足先进　　B. 常规做矢状面和横断面方向扫描

C. 常规平扫序列推荐:GRE-FS　　D. 乳腺疾病通常不用增强扫描

E. 注射非离子有机碘对比剂

11. 下列选项中,**不属于**心脏大血管 MRI 检查适应证的**是**

A. 心肌梗死　　B. 先天性心脏病　　C. 主动脉瘤

D. 心脏肿瘤　　　　　　　　　E. 早期冠心病

12. 关下列于乳腺 MRI 检查的叙述中,**错误**的是
　　A. 采用乳腺专用线圈
　　B. 俯卧于线圈支架上,头先进与足先进均可
　　C. 可行高级别特征序列鉴别肿瘤良恶性
　　D. 增强扫描采用横断面动态增强扫描
　　E. 动态增强扫描一般不需要后处理

13. 以下关于心脏 MR 成像技术及其临床应用叙述中,**错误**的是
　　A. 需要采用心脏特有的解剖方位
　　B. 四腔心及短轴位最为重要
　　C. MRCA 不能进行 3D 成像
　　D. 黑血技术采用常规 SE、FSE、IRSE 序列
　　E. MRCA 可以采用分段采集法或全心成像法

14. 下列关于肺部及纵隔 MRI 检查技术的叙述中,**错误**的是
　　A. 安装心电门控或周围门控
　　B. 若使用呼吸门控技术,将呼吸感应器置于患者胸部
　　C. 使用体部相控阵线圈
　　D. 多采用快速序列屏气扫描,或使用呼吸触发技术
　　E. 常规扫描横断面及冠状面

15. 下列关于肺部及纵隔 MRI 检查技术的叙述中,**不合适**的是
　　A. 嘱咐患者检查过程中不要咳嗽
　　B. 采用体部相控阵线圈
　　C. 使用心电门控技术或周围门控技术
　　D. 推荐常规扫描序列为:横断面 T_1WI、横断面 T_2WI
　　E. 常规采用快速序列扫描,可不屏气

16. 下列关于心脏大血管 MRI 检查技术的叙述中,**错误**的是
　　A. 安装心电门控或周围门控
　　B. 线圈:用包裹式心脏表面线圈、体部相控阵线圈或体线圈
　　C. 心脏常规做横断面、冠状面、矢状面
　　D. 心电门控技术以心电图 R 波作为触发点,选择适当的触发延迟时间
　　E. 门控不应期,其值选择决定于 TE

17. 下列关于心脏大血管 MRI 检查技术的叙述中,**错误**的是
　　A. 常规采用 CE-MRA
　　B. 采用超短 TR/超短 TE 的三维梯度回波序列
　　C. 适应证为先天性心脏病,主动脉瘤和主动脉夹层等
　　D. 一般采用矢状面
　　E. 线圈:用体线圈或体部相控阵线圈

18. 下列关于磁共振成像心功能分析技术的叙述中,**错误**的是
　　A. 适应证为心肌病
　　B. 线圈:体线圈或体部相控阵线圈
　　C. 采用多次屏气 TSE 序列在冠状面上作横断面成像
　　D. 以显示左右室及室间隔的横断面图像为定位像,做平行于室间隔的左室长轴位成像
　　E. 以平行于左室长轴位为定位像,做垂直于左室长轴的短轴位

19. 下列关于磁共振成像心功能分析技术的叙述中,**错误**的是
    A. 采用单次屏气 TSE 序列在冠状位定位像上做横断面成像
    B. 以显示左右室及室间隔的矢状面图像为定位像,做平行于室间隔的左室长轴位成像
    C. 以平行于左室长轴位为定位像,做垂直于左室长轴的短轴位
    D. 以左室长轴位为定位像,做垂直于左室长轴位的短轴位电影成像
    E. 扫描层面必须包括心尖至房室瓣口,保证心功能分析准确无误

20. 下列关于心肌 MR 灌注成像技术要点中,**错误**的是
    A. 适应证:冠心病心肌缺血
    B. 线圈用体线圈或体部相控阵线圈
    C. 高压注射器注射对比剂,训练病人屏气
    D. 图像后处理应用动态分析功能
    E. 选取兴趣区及对照区,统计 120 次扫描的相应信号,并做动态分析时间-强度曲线

21. 有关胸腺瘤 MRI 及临床特点的叙述中,**错误**的是
    A. 多见于 20 岁以下　　　　　　　　B. 为前纵隔病变
    C. 可伴有重症肌无力　　　　　　　　D. 胸腺瘤信号与肌肉的信号强度相似
    E. 可发生囊变

22. 有关乳腺 MRI 的叙述,**错误**的是
    A. 对乳腺癌具有很高的诊断价值
    B. 对乳腺癌最具诊断价值的是动态增强扫描
    C. 采集模式:常用 3D
    D. 乳腺以脂肪组织为主,故脂肪抑制后几乎无信号
    E. 患者取俯卧位,不使用呼吸门控

23. 呼吸触发及门控技术的信号采集时间是
    A. 吸气相　　　　　　　B. 吸气末　　　　　　　C. 呼气相
    D. 呼气末　　　　　　　E. 吸气末至呼气

24. 下列有关乳腺 MRI 扫描技术的叙述中,**不恰当**的是
    A. 需要使用呼吸门控消除呼吸伪影
    B. 扫描要应用脂肪抑制技术
    C. 定性诊断依赖于动态增强扫描
    D. 恶性病变在 DWI 多表现为明显高信号
    E. 恶性肿瘤的 ADC 明显小于良性病变和正常组织

25. 在增强扫描时,对比剂量要比常规剂量少的部位是
    A. 肝脏增强　　　　　　B. 脑垂体增强　　　　　　C. 脑增强
    D. 乳腺增强　　　　　　E. 心肌灌注

26. 克服心脏搏动伪影效果最好的是
    A. 心电门控　　　　　　B. 呼吸门控　　　　　　C. 预饱和技术
    D. 脉搏门控　　　　　　E. 血流补偿技术

27. 在心电门控技术中,其触发波为
    A. P 波　　　　　　　　B. R 波　　　　　　　　C. Q 波
    D. S 波　　　　　　　　E. T 波

28. 以下有关乳腺 MRI 检查技术的叙述中,**错误**的是
    A. 乳腺专用线圈　　　　　　　　　　B. 患者保持标准的俯卧位
    C. 加脂肪抑制技术　　　　　　　　　D. 动态增强或常规增强

E. 2D 或 3D 扫描

29. 以下关于胸部 MRI 检查的叙述中,正确的是

    A. 不需要心电门控

    B. 对肺部病变的诊断优于 CT

    C. 诊断纵隔占位性病变优于 CT

    D. 纵隔内脂肪的高信号衬托,MR 的对比差

    E. 纵隔内有血管的流空效应衬托,而影响 MR 图像

30. 以下各项中,能控制心脏收缩、大血管搏动伪影的技术手段是

    A. 采用长 TR 和长 TE   B. 采用心电门控和脉搏门控

    C. 缩短 TR、TE 的时间   D. 扩大扫描野

    E. 缩小扫描野

31. 胸部 MRI 扫描中,使用呼吸门控的**错误**概念是

    A. 由于使用呼吸门控,不需要要求患者保持规律呼吸

    B. 呼吸周期不规律,采集数据要耗费更多的时间

    C. 胸部、心脏扫描时,如果呼吸门控与心脏门控同时使用效果更好

    D. 呼吸门控是选择呼吸的某一时相接收信号

    E. 高场强 MRI 机做胸部扫描,必须使用呼吸门控

32. 以下有关纵隔淋巴结的叙述中,正确的是

    A. 正常 MR 图像看不到淋巴结

    B. 淋巴结在脂肪抑制序列上易识别

    C. 淋巴结的信号强度与血管信号强度相似

    D. MRI 检查可区别纵隔内淋巴结和血管结构

    E. 直接显示淋巴结的来源

33. 以下关于心电门控的叙述中,**错误**的是

    A. 为减少电极对 MR 信号干扰,应将电极平行于人体

    B. 选择最佳电极位置

    C. 导线卷曲成环可以使 RF 增强

    D. 使 R 波幅度增加

    E. 调整电极位置能使触发成功

34. 以下关于心脏 MR 成像技术的叙述中,**错误**的是

    A. 采用门控与心电触发技术   B. 利用心电图 R 波延时采集信号

    C. 冠状动脉适宜 MRI 检查   D. MR 成像是心脏动态评价方法之一

    E. 门控和心电触发是不可分的

35. 能在同一层面观察四个心腔的是

    A. 横断面   B. 矢状面   C. 左室流出道位

    D. 四腔心位   E. 短轴位

二、问答题

1. 简述心脏 MR 图像质量要求。

2. 乳腺增强扫描使用什么扫描技术?

三、案例分析题

1. 男性,59 岁,体重 75kg,身高 175cm,体检发现前纵隔结节 1 个月余,现需进一步确诊。

问题:

(1) 该患者下一步选择的最佳影像学检查是

A. CT 平扫 B. MRA C. MR 平扫

D. MR 增强 E. DSA

(2) 以上检查时,为了减轻呼吸运动伪影,常采用的技术**不包括**

A. 呼吸门控触发技术 B. 膈肌导航技术 C. 相位导航技术

D. 螺旋桨技术 E. 心电门控技术

(3) 在以上检查时,常需要动态多期扫描,动脉期扫描为注射对比剂后开始扫描的时间为

A. 10~15s B. 15~20s C. 20~25s

D. 25~30s E. 30~35s

(4) 该患者进行 MR 增强扫描时使用钆喷酸葡胺,常规注射流速为

A. 1~2ml/s B. 2~3ml/s C. 3~4ml/s

D. 4~5ml/s E. 5~6ml/s

2. 女性,47 岁,体重 53kg,身高 161cm,体检 B 超发现右侧乳腺结节 1 个月余,现需进一步确诊(图 2-15)。

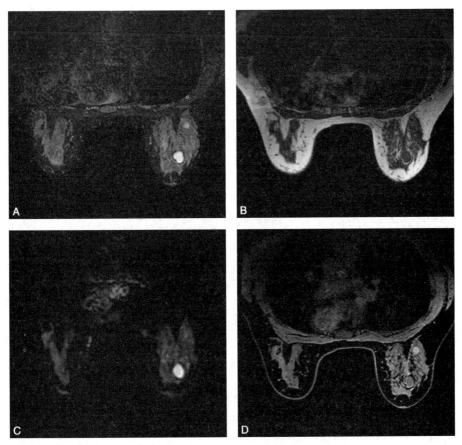

图 2-15 乳腺 MRI
A. T_2WI;B. T_1WI;C. DWI;D. 增强 3D-T_1WI

问题：

（1）为了确认该结节是否钙化，该患者下一步选择的最佳影像学检查是

    A. CT 平扫   B. 钼靶   C. MR 平扫

    D. MR 增强   E. DSA

（2）为了进一步确认结节的良恶性，下一步应该进行的影像学检查是

    A. CT 增强   B. 钼靶   C. MR 平扫

    D. MR 增强   E. DSA

（3）为了避免心脏搏动伪影，横断面扫描时，频率编码方向应该设置为

    A. A-P 方向   B. S-I 方向   C. R-L 方向

    D. 左右方向   E. 上下方向

（4）在以上动态多期扫描时，注射对比剂后至少需要扫描的期相是

    A. 1   B. 2   C. 3

    D. 4   E. 5

实训十二 习 题

一、选择题

1. 肝胆脾常规 MRI 检查的适应证**不包括**

    A. 肝癌   B. 肝血管瘤   C. 肝炎

    D. 肝硬化   E. 脂肪肝

2. 肝脏 MRI 扫描通常选用的线圈是

    A. 头线圈   B. 膝关节线圈   C. 表面线圈

    D. 肢体线圈   E. 腹部相控阵线圈

3. 以下关于相控阵线圈的说法中，**不正确**的是

    A. 由两个以上的小线圈或线圈单元组成

    B. 线圈可彼此连接，组成一个大的成像区间

    C. 需要有多个数据采集通道

    D. 每个线圈单元不能作为独立线圈应用

    E. 可提高 MRI 的信号采集速度

4. 肝胆脾 MRI 检查技术**不包括**

    A. 在腹部呼吸最明显处加呼吸门控   B. 线圈使用腹部相控阵线圈

    C. 定位中心对准胸骨柄   D. 横断面相位编码方向采用前后方向

    E. 增强扫描一般采用动态增强扫描

5. 肝胆脾 MRI 检查的最佳扫描平面是

    A. 横断面和冠状面   B. 横断面和矢状面   C. 冠状面和矢状面

    D. 矢状面和斜面   E. 横断面和斜面

6. 肝胆脾 MRI 检查的常规扫描序列**不包括**

    A. FSE T_2WI   B. 双回波 T_1WI   C. FIESTA

    D. Trufi   E. SWI

7. 关于肝胆脾 MRI 检查扫描定位的叙述中，**不正确**的是

A. 横断面以冠状面作为定位像,定位线垂直于腹部矢状轴

B. 横断面扫描方向由上至下

C. 横断面成像范围从肝脏顶部至肝脏下缘

D. 冠状面定位线垂直于腹部左右轴

E. 冠状面扫描方向由前至后

8. 为了更好地显示病变,磁共振增强合并使用的技术是

A. 心电门控技术　　　　B. 预饱和技术　　　　C. 脂肪抑制技术

D. 呼吸门控技术　　　　E. 梯度运动相位重聚技术

9. 肝胆脾 MRI 检查增强扫描时,钆对比剂的剂量为

A. 0.05mmol/kg　　　　B. 0.1mmol/kg　　　　C. 0.15mmol/kg

D. 0.2mmol/kg　　　　E. 0.25mmol/kg

10. 常规诊断剂量的 Gd-DTPA,图像上所反映的主要为

A. T_1 值缩短　　　　B. T_1 值延长　　　　C. T_2 值缩短

D. T_2 值延长　　　　E. 质子密度增加

11. 下列关于肝脏 MR 增强检查的叙述中,**不正确**的是

A. 采用钆对比剂　　　　　　　B. 静脉注射速度为 2~3ml/s

C. 扫描平面以冠状面为主　　　D. 动脉期为注射对比剂 23~25s

D. 门脉期为注射对比剂后 50~70s

12. 肝脏 MRI 检查的二维常规扫描序列层厚为

A. 1~2mm　　　　B. 3~4mm　　　　C. 6~7mm

D. 8~9mm　　　　E. 10~12mm

13. 以下关于肝胆脾 MR 成像参数的叙述中,**不正确**的是

A. FSE T_2WI 的矩阵为 320×224　　　B. 双回波 T_1WI 的 FOV 为 350mm×400mm

C. T_2-haste 的 TR 时间约为 1 000ms　　D. 3D-Vibe 的 TR 时间约为 4.0ms

E. 3D-Vibe 的层厚为 6~7mm

14. 以下有关脾脏 MRI 扫描的叙述中,**不正确**的是

A. 扫描范围应包括整个脾脏　　　B. 层厚 6~8cm

C. 平扫包括 T_1WI、T_2WI 序列　　D. 发现病变应动态增强扫描

E. 扫描平面以冠状面为主,必要时加矢状面

15. 关于肝胆脾 MRI 检查技术的叙述中,**错误**的是

A. 呼吸训练时要求选择吸气末屏气

B. 对不能配合屏气的受检者,采用呼吸门控序列扫描

C. 疑有占位性病变时,增加弥散加权成像序列

D. 胆道扩张或有胆囊、胆道结石时,增加水成像序列

E. 3D 动态增强图像可进行 MPR

16. 胃肠 MRI 检查前肌注山莨菪碱的时间为

A. 检查前 5~10min　　　B. 检查前 1h　　　C. 检查前 2h

D. 检查前 3h　　　E. 检查前 4h

17. 下面有关胰腺 MRI 检查的叙述中,**错误**的是

A. 检查前需空腹

B. 胰腺应进行薄层扫描

C. T$_1$WI 是发现胰腺病变最重要的序列

D. 胰腺病变造成胰管扩张时,应做 MR 胰胆管成像以帮助诊断

E. 胰腺在 T$_1$WI 脂肪抑制序列上呈现较低信号

18. 肾脏的构成**不包括**

A. 肾皮质   B. 肾髓质   C. 肾盂

D. 肾盏   E. 肾上腺

19. 关于肾脏及肾上腺 MRI 检查技术的叙述中,**错误**的是

A. 肾脏占位性病变疑含有脂肪成分时,要做 T$_1$WI 脂肪抑制序列

B. 当怀疑肾癌时,应适当加大检查范围

C. 肾上腺无须选择薄层、高空间分辨力扫描

D. 肾上腺同反相位成像可以帮助区分肾上腺腺瘤

E. 肾脏动态增强扫描分为三期

20. 肾脏占位性病变疑含有脂肪成分时,T$_1$WI 结合应用的技术效果是

A. 呼吸门控技术   B. 预饱和技术   C. 脉搏触发技术

D. 脂肪抑制技术   E. 流动补偿技术

21. MR 胰胆管成像的定位中心为

A. 胸骨柄   B. 胸骨体   C. 胸骨剑突

D. 胸骨剑突下 2~3cm   E. 胸骨剑突下 7~8cm

22. 以下关于 MR 胰胆管成像(MRCP)技术的叙述中,**不正确**的是

A. MRCP 应结合肝胆胰脾的平扫和/或三维动态增强扫描技术观察

B. 包括二维 MRCP 和三维 MRCP

C. 以冠状面及斜冠状面为主

D. 无须禁食、禁水

E. 二维 MRCP 要训练呼吸

23. 在 MRI 检查中,MRCP 采用的成像方式是

A. 弥散加权   B. T$_1$ 加权   C. 质子密度加权

D. T$_2$ 加权   E. IR 加权

24. 在下列成像技术中,**不属于** MR 水成像范畴的是

A. MR 腮腺造影   B. MR 泪道造影   C. MR 尿路造影

D. MR 血管造影   E. MR 胰胆管造影

25. 下述各项中,**不符合** MR 水成像条件和优点的是

A. 应有高场 MRI 设备及相应软件

B. 采用长 TR 技术,获得重 T$_2$WI,突出水的信号

C. 无创伤、无痛苦

D. 方法简单、方便

E. 影像较清晰

26. MR 尿路成像(MRU)检查前口服利尿剂的时间为

A. 检查前 30min   B. 检查前 60min   C. 检查前 90min

D. 检查前 120min   E. 检查前 150min

27. MR 水成像技术特征参数是

A. 短 TR,短 TE   B. 长 TR,短 TE   C. 短 TR,长 TE

D. 长 TR,长 TE　　　　　　　　　E. 特别长的 TR,特别长的 TE

28. 以下关于 MR 尿路成像(MRU)技术的叙述中,**不正确**的是

   A. 定位中心对准线圈中心及胸骨剑突与耻骨连线中点

   B. 扫描范围应包括双侧肾盂、肾盏、输尿管、膀胱

   C. 有尿路梗阻时,MRU 的效果较差

   D. 检查前患者需空腹 8 小时

   E. 膀胱中度留尿

29. 对于小肝癌的诊断最有意义的成像技术是

   A. 钆喷酸葡甲胺　　　　　　　　　B. 钆塞酸二钠

   C. 化学位移成像技术　　　　　　　D. 同相位/反相位图像

   E. MRCP 技术

30. 诊断脂肪肝的最佳序列是

   A. T_2WI　　　　　　B. T_2WI 脂肪抑制　　　　C. 同反相位 T_1WI

   D. DWI　　　　　　　E. SWI

31. 肝胆脾 MRI 检查时,定位中心对准

   A. 胸骨柄　　　　　　B. 胸骨体　　　　　　　　C. 胸骨剑突下缘

   D. 肚脐水平　　　　　E. 髂嵴水平

32. 以下关于肝胆脾 MRI 检查时相位编码方向的叙述中,正确的是

   A. 横断面相位编码方向采用前后方向　　B. 横断面相位编码方向采用左右方向

   C. 横断面相位编码方向采用头足方向　　D. 冠状面相位编码方向采用前后方向

   E. 冠状面相位编码方向采用头足方向

33. 肾脏 MRI 检查时定位中心对准

   A. 胸骨柄　　　　　　B. 胸骨体　　　　　　　　C. 胸骨剑突

   D. 肚脐　　　　　　　E. 胸骨剑突与脐连线中点

34. 以下关于胰腺、胃肠和腹膜后 MRI 检查技术的叙述中,**不正确**的是

   A. 冠状面定位时定位线平行于腹部左右轴　　B. 增强时一般扫描三期

   C. 屏气扫描时选择呼气末屏气　　　　　　　D. 胃检查前无须饮水

   E. 胰腺恶性肿瘤的患者应扩大扫描范围

35. MR 尿路成像(MRU)的定位中心为

   A. 胸骨柄　　　　　　　　　　　　B. 胸骨体

   C. 胸骨剑突　　　　　　　　　　　D. 胸骨剑突与脐连线中点

   E. 胸骨剑突与耻骨连线中点

二、问答题

1. 简述肝脏 MRI 检查技术。

2. 简述 MR 尿路成像(MRU)技术的适应证。

三、案例分析题

1. 男性,60 岁,乙肝肝硬化 10 余年,自诉右上腹疼痛,B 超怀疑肝脏占位。肾功能正常(图 2-16)。

（1）MRI 检查首选

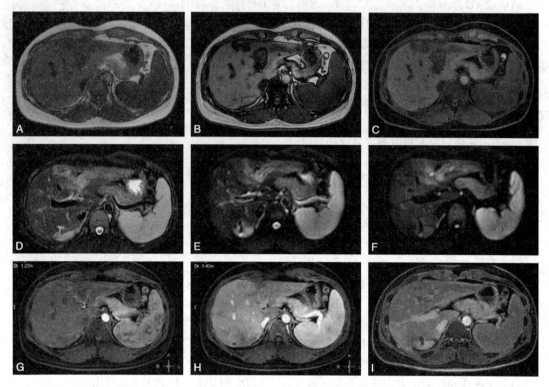

图 2-16 肝脏 MRI

A. 横断面同相位 T_1WI；B. 横断面反相位 T_1WI；C. 横断面 T_1WI-fs；D. 横断面 T_2WI-fs；E. DWI（b=0）；
F. DWI（b=800s/mm²）；G. 横断面动脉期 T_1WI；H. 横断面门脉期 T_1WI；I. 横断面延迟期 T_1WI

    A. 肝脏平扫　　　　　　　　　B. 肝脏直接增强　　　　　　C. 肝脏平扫+增强

    D. 肝脏平扫+普美显增强　　　E. MRCP

（2）如果病人合并严重腹水，为了减轻电解质伪影，应该（多选题）

    A. 采用磁共振 1.5T 设备扫描，不选 3T

    B. 采用磁共振 3T 设备扫描，不选 1.5T

    C. 低场磁共振电解质伪影较重

    D. 高场磁共振电解质伪影较重

    E. 采用多源发射、扫描参数优化等减轻伪影

（3）如果病人病情较重无法屏气，以下说法中，正确的有（多选题）

    A. 采用导航回波方式扫描　　　　　　B. 采用呼吸门控方式扫描

    C. 采用心电门控方式扫描　　　　　　D. 采用脉搏门控方式扫描

    E. 采用自由呼吸放射状 K 空间填充序列做肝脏的动态增强

2. 女性，48 岁，腹痛、食欲不振伴黄疸就诊，肾功能正常。临床建议 MRI 进一步检查（图 2-17）。

问题：

（1）胰腺 MRI 检查的常规扫描平面为

    A. 横断面　　　　　　　　　B. 冠状面　　　　　　　　C. 矢状面

    D. 横断面和冠状面　　　　　E. 冠状面和矢状面

（2）胰腺 MRI 检查增强扫描时动脉期的延迟时间为

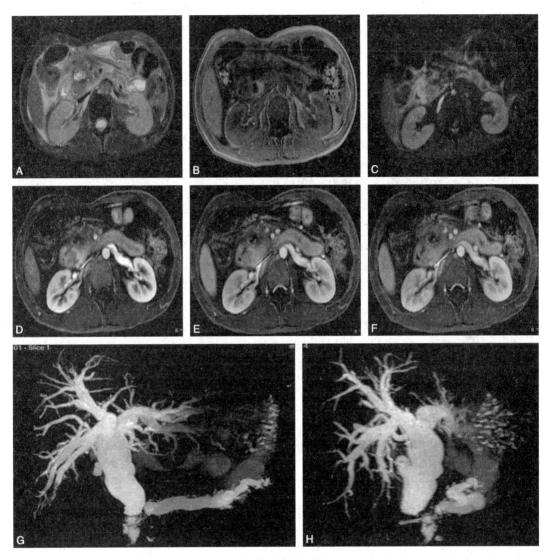

图 2-17　胰腺 MRI

A. 横断面 T_2WI-fs；B. 横断面反相位 T_1WI；C. DWI（b = 800s∕mm²）；D. 横断面动脉期 T_1WI；E. 横断面门脉期 T_1WI；F. 横断面延迟期 T_1WI；F、G. 不同角度 MRCP

  A. 10~15s　　　　　　　B. 23~25s　　　　　　　C. 35~40s

  D. 43~45s　　　　　　　E. 50~55s

（3）胰腺占位造成胰管扩张时，应扫描的序列是

  A. MRA　　　　　　　　B. MRS　　　　　　　　C. MRCP

  D. MRU　　　　　　　　E. MRV

（4）最有可能的诊断是

  A. 胰头癌　　　　　　　　　　　　B. 胆总管末端狭窄

  C. 十二指肠乳头处占位　　　　　　D. 胆管细胞癌

  E. 肝癌

实训十三 习 题

一、选择题

1. 行膀胱 MRI 检查时,定位中心对准线圈中心及
   A. 膀胱下缘
   B. 膀胱中心
   C. 膀胱上缘
   D. 耻骨联合上缘上方 2cm
   E. 耻骨联合上缘下方 2cm

2. 以下关于膀胱 MRI 检查技术叙述中,**错误**的是
   A. 适应证包括膀胱结核、膀胱腺瘤、膀胱结石、膀胱出血等
   B. 线圈中线与受检者正中矢状面一致
   C. 膀胱扫描包括膀胱局部扫描和全盆腔扫描
   D. 扫描平面以横断面为主,辅以矢状面、冠状面
   E. 扫描定位时横断面以矢状面作为定位像,定位线平行于盆腔矢状轴

3. 以下关于膀胱 MRI 检查说法中,正确的是
   A. 在检查前需要保持膀胱最大程度充盈
   B. 神经源性膀胱的患者,扫描时应缩小扫描范围
   C. 当怀疑膀胱病变侵及相邻脏器、与其粘连时,尤其是与膀胱底关系密切时,可行憋尿及排尿后检查
   D. 检查时需要呼吸门控扫描
   E. 扫描范围不需要覆盖膀胱邻近结构区域

4. 以下关于膀胱 MR 增强扫描说法中,**错误**的是
   A. 动脉期扫描时间为注射对比剂后 10~15 秒
   B. 静脉期为注射对比剂后 50~70 秒
   C. 延迟期为注射对比剂后 3~5 分钟
   D. 每期扫描 15~20 秒
   E. 采用钆对比剂(如 Gd-DTPA),剂量为 0.1mmol/kg

5. 以下关于磁共振尿路成像的叙述中,**错误**的是
   A. 是一种能使含水器官显影的新型无创的磁共振成像检查技术
   B. 临床主要应用于对肾结石、输尿管结石、肿瘤所致的泌尿系梗阻,盆腔内肿瘤的局部侵犯等方面的检查
   C. 它利用水的短 T_2 特性,对周围软组织结构和静态液体进行有效的区分
   D. 它可以清晰显示梗阻部位与程度
   E. 它运用长重复时间和特长回波时间对周围软组织结构和静态液体进行有效的区分

6. 以下关于膀胱 MRI 检查的说法中,**错误**的是
   A. T_1WI 膀胱内出现低信号时,可能是出血或者脂肪
   B. 神经源性膀胱的患者,在条件允许的情况下,可观察腰椎的情况,以除外脊髓圆锥、马尾病变
   C. 膀胱扫描包括膀胱局部扫描和全盆腔扫描
   D. 扫描范围覆盖膀胱及邻近结构区域

E. 当出现膀胱梗阻性病变时,需要增加磁共振尿路成像(MRU),以了解膀胱病变所致的输尿管改变

7. 以下关于前列腺 MRI 的叙述中,**错误**的是

　　A. 矢状面以横断面作为定位像,定位线平行于盆腔前后轴

　　B. 横断面以矢状面作为定位像,定位线平行于前列腺长轴

　　C. 冠状面以矢状面作为定位像,定位线平行于前列腺长轴

　　D. 扫描范围以小视野高分辨力序列为主,需包含盆腔大范围扫描

　　E. 扫描序列以 T_2WI 序列为主,可结合脂肪抑制序列

8. 以下关于前列腺 MRI 检查的叙述中,**错误**的是

　　A. 行前列腺 DWI 检查时,通常低 b 值的 DWI 显示前列腺癌更敏感

　　B. 行前列腺 DWI 检查时,b 值越高则信噪比越低

　　C. 若先行前列腺穿刺活检,则穿刺活检与 MRI 检查至少间隔 4~6 周

　　D. 冠状面或矢状面扫描是必须

　　E. DWI 序列和常规 T_2WI、T_1WI 序列共同组成了前列腺的多参数扫描策略

9. 以下关于前列腺 MRI 检查的叙述中,正确的是

　　A. 患者 MRI 检查前 1 天少渣饮食,检查无须排空直肠

　　B. 检查前膀胱不需要充盈

　　C. 前列腺活检后出血不会影响前列腺癌的诊断和定位

　　D. 增强扫描时对比剂采用双筒高压注射器静脉团注,在对比剂注射后 10s 后开始扫描

　　E. 灌注增强扫描时,<10s/期,扫描周期>30 个,整个动态扫描时长约 5min

10. 以下关于前列腺 MRI 检查的叙述中,正确的是

　　A. 动态增强扫描,不是无创性影像检查方法中显示血管供应的最佳方法

　　B. 欧洲泌尿生殖放射学会不推荐 MRS 作为常规扫描序列

　　C. MRS 能够评估前列腺组织的生化代谢变化,前列腺癌组织含有较多的枸橼酸盐,以此判断是否是前列腺癌

　　D. 多参数 MR 成像不可用于前列腺癌局部分期

　　E. 前列腺的多参数 MR 成像不包括 T_1 加权成像序列

11. 下列各项中,**不属于**子宫及附件 MRI 检查适应证的是

　　A. 子宫肌瘤　　　　　　　　B. 子宫内膜癌　　　　　　　　C. 子宫颈癌

　　D. 单纯性卵巢囊肿　　　　　E. 宫颈炎

12. 下列关于子宫及附件 MRI 检查的叙述中,**错误**的是

　　A. 膀胱不宜过度充盈

　　B. 定位中心应对准线圈中心

　　C. 子宫的扫描平面以冠状面、横断面为主,辅以矢状面

　　D. 在设备性能允许的情况下,首选动态灌注增强扫描

　　E. 卵巢病变在进行分期时,扫描范围应较大

13. 直肠 MRI 检查前准备工作**不包括**

　　A. 患者检查前 1 天少渣饮食　　　　　　B. 检查前半小时排空直肠

　　C. 不主张检查前清洁肠道　　　　　　　D. 常规应用镇静剂

　　E. 膀胱适度充盈

14. 下列关于直肠 MRI 检查的叙述中,**不正确**的是

   A. 俯卧位,头先进

   B. 双臂自然垂于身体两侧或交叉置于胸前

   C. 线圈中线与受检者正中矢状面一致

   D. 定位中心对准线圈中心及耻骨联合中点

   E. 检查前不需清洁灌肠

15. 下列关于子宫及附件 MRI 检查图像质量要求的叙述中,**不正确**的是

   A. 扫描范围覆盖全部子宫及邻近结构区域

   B. 清晰显示子宫、两侧附件组织即可

   C. 无卷积伪影

   D. 无磁敏感伪影及并行采集伪影

   E. 无明显呼吸运动伪影

16. 直肠 MR 成像常规序列**不包括**

   A. T_2WI B. 脂肪抑制 T_2WI C. T_1WI

   D. DWI   E. DTI

17. 直肠 MRI 检查横断面需垂直于

   A. 盆腔上下长轴   B. 病变段长轴   C. 盆腔左右轴

   D. 盆腔前后轴   E. 身体矢状轴

18. 以下各项中,**不属于**直肠 MRI 检查适应证的是

   A. 痔疮   B. 直肠腺瘤   C. 直肠癌

   D. 肛瘘   E. 肛周脓肿

19. 下列关于直肠癌 MRI 检查的叙述中,**错误**的是

   A. 检查前不用清洁灌肠

   B. T_1WI 增强扫描有助于直肠癌的诊断

   C. T_2WI 对于鉴别肿瘤复发与纤维瘢痕意义不大

   D. 矢状面是必不可少的扫描方位

   E. 水可作为腔内对比剂

20. 盆底肌肉 MRI 检查的适应证**不包括**

   A. 盆腔器官脱垂   B. 阴道分娩后盆底支持结构损伤

   C. 睾丸、阴囊病变   D. 压力性尿失禁、盆底炎性病变

   E. 前列腺癌

21. 以下关于盆底肌肉 MRI 检查的叙述中,正确的是

   A. 定位中心对准线圈中心及脐下 3cm 处

   B. 怀疑女性盆腔器官脱垂时,需行盆底动态 MR 增强扫描

   C. 扫描序列主要为 T_2WI 序列,T_1WI 序列

   D. 适应证包括反射性尿失禁

   E. 增强扫描对比剂采用泛影葡胺,剂量为 0.1mmol/kg,静脉注射速度为 1.5~2ml/s

22. 盆底肌肉 MRI 检查时,受检者体位及进床方向是

   A. 仰卧位,头先进   B. 俯卧位,足先进

   C. 俯卧位,足先进   D. 仰卧位,头先进或足先进

   E. 仰卧位或俯卧位,头先进

23. 胎儿 MRI 检查适宜孕期

A. 孕 10 周起　　　　　　　　B. 孕 11 周起　　　　　　　　C. 孕 12 周起

D. 孕 13 周起　　　　　　　　E. 孕 14 周起

24. 以下关于胎儿 MRI 检查的叙述中,**错误**的是

　　A. 不使用镇静剂、对比剂,不要求孕妇屏气,不使用各种门控如呼吸门控与心电门控

　　B. 扫描时间在满足诊断要求的情况下要尽量短

　　C. 胎儿不断运动,必须以上一序列为扫描定位标准

　　D. 对胎儿进行 MRI 检查前,孕妇应该排空膀胱,有利于胎盘显示

　　E. 孕周较小的孕妇训练屏气,以减少腹式呼吸所造成的运动伪影

25. MRU 的中文名称是

　　A. 磁共振成像　　　　　　　　　　　　B. 磁共振血管成像

　　C. 多平面重建　　　　　　　　　　　　D. 磁共振尿路成像

　　E. 磁共振胰胆管成像

26. 以下关于胎儿 MRI 检查的叙述中,正确的是

　　A. 受检者体位可以头先进或足先进

　　B. 受检者体位可以仰卧位或左侧卧位

　　C. 磁共振对比剂不能通过胎盘,必要时可使用

　　D. 常规扫描应用快速扫描技术,T_1WI 为主,T_2WI 为辅

　　E. 目前国内外胎儿 MRI 检查以 3.0T 磁共振成像仪为主

27. 以下关于胎儿 MRI 检查适应证的叙述中,**错误**的是

　　A. 孕妇肥胖、孕妇腹部瘢痕导致超声检查显示不满意

　　B. 孕妇合并子宫肌瘤,羊水过少或无羊水,双胎或多胎,胎儿体位不当致超声检查显示不满意

　　C. 超声诊断胎儿异常或可疑胎儿异常时,证实超声诊断或可疑异常以及是否能够提供额外信息

　　D. 有家族遗传性疾病或孕妇有疾病时

　　E. 显示胎儿性别

28. 下列关于盆底肌肉的说法中,**错误**的是

　　A. 盆底肌肉有支持和固定盆内脏器的作用

　　B. 盆底肌肉由肛提肌和尾骨肌构成

　　C. 男性和女性的盆底肌肉组成相同

　　D. 盆底肌肉可分为前列腺提肌(女性为耻骨阴道肌)、耻骨直肠肌、耻尾肌、髂尾肌和尾骨肌

　　E. 产后女性易患盆底肌肉疾病

29. 以下关于盆腔相关疾病 MRI 检查诊断价值的说法中,**错误**的是

　　A. MRI 是盆腔疾病及胎儿畸形筛查的首选方法

　　B. MR 能够从形态学角度了解膀胱内占位病变及其与周围组织结构的关系,可提供临床分期的重要信息

　　C. DCE-MRI 通过注射对比剂可以获得前列腺癌组织的血供特点

　　D. MRI 在子宫及附件肿瘤诊断中可以准确显示病变的大小、数目、形态、部位及邻近关系

　　E. 直肠 MRI 检查不主张检查前清洁肠道

30. 以下关于宫颈癌 MRI 检查技术的叙述中,正确的是

　　A. 以小视野高分辨力序列为主

  B. T_1WI 序列最重要

  C. 以横断面、冠状面为主

  D. 不需要行大范围盆腔脂肪抑制 T_2WI 序列

  E. DWI 序列无价值

31. 以下关于子宫及附件 MRI 检查技术的叙述中,正确的是

  A. 卵巢 MRI 扫描以横断面、矢状面为主

  B. DWI 不推荐采用

  C. 子宫体横断面垂直于子宫体长轴

  D. 子宫体 MRI 扫描以横断面、冠状面为主

  E. 脂肪抑制 T_1WI 序列不能鉴别出血和脂肪

32. 以下关于直肠癌 MRI 检查技术的叙述中,正确的是

  A. 定位中心对准耻骨联合上缘　　　　　　B. 仅需行横断面扫描

  C. T_2WI 序列重要性高于脂肪抑制 T_2WI　　D. 不需包括大范围脂肪抑制 T_2WI 序列

  E. 没必要行增强检查

33. 以下胎儿 MRI 检查适应证中,**不正确**的是

  A. 怀孕中后期 B 超显示不满意　　　　　　B. B 超怀疑胎儿异常进一步检查

  C. 双胎或多胎 B 超显示欠佳　　　　　　　D. 有家族遗传性疾病或孕妇有疾病时

  E. 怀孕前 3 个月内

34. 以下有关胎儿 MRI 检查技术的叙述中,正确的是

  A. 首选头先进　　　　　B. 采用快速成像序列　　　　　C. 采用常规序列

  D. 可行增强检查　　　　E. 3.0T 优于 1.5T

35. 以下关于 MRU 特点的叙述中,**错误**的是

  A. 属于有创检查　　　　　　　　　　　　B. 采用重 T_2W 成像技术

  C. 主要用于尿路梗死性疾病的检查　　　　D. 属于 MR 水成像

  E. 用 MIP 技术进行三维后处理

36. 对于前列腺测量,最准确的成像技术是

  A. CT 横断面扫描　　　　　　　　　　　B. 膀胱造影

  C. MR 冠状面、矢状面 T_2 加权像　　　　　D. 盆腔血管造影

  E. 骨盆区平片

37. 以下关于前列腺癌的叙述中,**错误**的是

  A. 前列腺癌是男性较常见的恶性肿瘤

  B. MRI 显示前列腺癌主要采用 T_2 加权成像序列

  C. 前列腺癌 95% 发生在中央带,不足 5% 发生在外周带

  D. 精囊受侵犯 T_2WI 呈低信号

  E. 淋巴结转移首先累及闭孔和髂内动脉旁组淋巴结

38. 下列关于膀胱肿瘤 MRI 的叙述中,**错误**的是

  A. 对膀胱肿瘤的分期比 CT 价值大

  B. 在淋巴结转移分期评价方面与 CT 相似

  C. 可以区分表浅肿瘤与侵犯膀胱壁肌层的肿瘤

  D. 增强扫描肿瘤强化不明显

  E. 软组织分辨力高于 CT

39. 前列腺增生多发生在

 A. 前纤维基质   B. 外周带   C. 中央带

 D. 移行带   E. 无区域分布差异

二、简答题

1. 胎儿 MRI 检查成像序列有哪些?

2. 直肠 MRI 检查适应证有哪些?

三、案例分析题

1. 男性,65 岁,尿频,淋漓不尽 2 年余(图 2-18)。

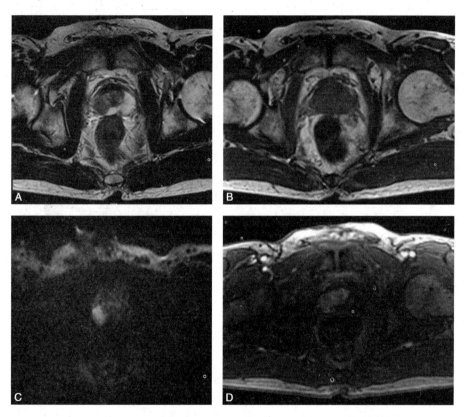

图 2-18　前列腺横断面 MRI
A. T_2WI;B. T_1WI;C. DWI;D. DCE

问题:

(1) 此患者首选影像检查为

 A. CT   B. MRI   C. B 超

 D. PET-CT   E. ECT

(2) 若上述检查未能明确诊断,下一步的检查为

 A. CT   B. MRI   C. B 超

 D. PET-CT   E. ECT

（3）若行 MRI 检查,下列有关前列腺 MRI 扫描技术的叙述中,正确的是

    A. 扫描范围不需要包括精囊腺   B. 不需行冠状面扫描

    C. 小视野高分辨力序列为主   D. 横断面垂直于盆腔长轴

    E. 不需扫描弥散加权序列

（4）多参数 MRI 扫描方案是

    A. $T_1WI+T_2WI+DWI$ B. $T_2WI+DWI$

    C. $T_2WI+DCE$ D. $T_1WI+DWI+DCE$

    E. $DWI+DCE$

（5）以下有关前列腺动态增强 MRI 技术的叙述中,**不正确**的是

    A. 注射对比剂后 10 秒开始扫描   B. 注射对比剂同时开始扫描

    C. 扫描周期>30 个   D. 周期时间<10s/期

    E. 以横断面扫描为主

2. 男性,70 岁,便次增多伴便血半年

（1）该患者首选的检查是

    A. B 超   B. 钡剂灌肠   C. 直肠指检

    D. 内镜   E. CT

（2）以下各种影像学检查技术中,对直肠癌分期的意义最大的是

    A. MRI   B. CT   C. 钡剂灌肠

    D. B 超   E. ECT

（3）若行 MRI 检查,下列有关直肠 MRI 技术的叙述中,正确的是

    A. 定位中心对准耻骨联合上缘 3cm 处

    B. 以小视野高分辨力序列为主,需包含盆腔大范围脂肪抑制 T_2WI 序列

    C. 横断面以矢状面作为定位像,定位线平行于直肠病变段长轴

    D. 直肠 MRI 检查前膀胱应该排空

    E. 直肠 MRI 检查主张检查前清洁肠道

（4）以下有关直肠 MR 增强扫描技术的叙述中,**不正确**的是

    A. 采用钆对比剂(如 Gd-DTPA),剂量为 0.1mmol/kg

    B. 灌注扫描时注射速度为 4.0~5.0ml/s

    C. 扫描周期>30 个

    D. 周期时间<10s/期

    E. 以矢状面扫描为主

（5）以下关于直肠 MRI 检查技术的叙述中,正确的是

    A. 直肠横断面需垂直于盆腔上下长轴

    B. 直肠冠状位平行盆腔左右轴

    C. 在设备性能允许的情况下,首选动态灌注增强扫描

    D. 受检者首选俯卧位,头先进或足先进

    E. 检查前半小时排空直肠,主张检查前清洁肠道,膀胱排空

（6）分析该患者 MR 图像(图 2-19),拟诊断为

    A. 正常直肠   B. 直肠息肉   C. 直肠腺瘤

    D. 直肠癌   E. 直肠炎

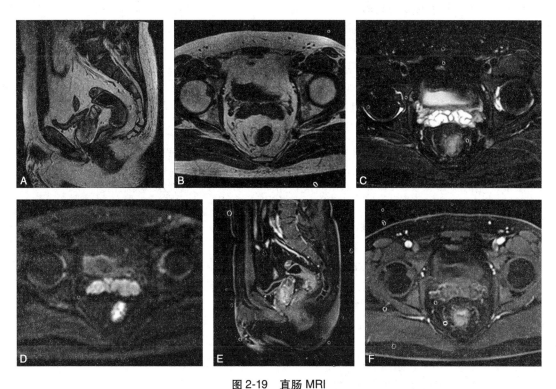

图 2-19 直肠 MRI

A. 矢状面 T_2WI；B. 横断面 T_1WI；C. 横断面脂肪抑制 T_2WI；D. 横断面 DWI；E. 矢状面增强 T_1WI；F. 横断面增强 T_1WI

实训十四 习 题

一、选择题

1. 关于肩关节 MRI 检查的适应证，<u>**不正确**</u>的是
   A. 肿瘤性病变   B. 感染性病变
   C. 早期骨软骨缺血性坏死   D. 骨髓病变
   E. 肩关节脱位

2. 关于肩关节 MRI 检查的体位设计，正确的是
   A. 定位中心对准线圈中心及肱骨头
   B. 头先进，仰卧位，身体向患侧偏移
   C. 上肢呈内旋位
   D. 被检侧手臂加沙袋或绑带固定，以增加运动伪影
   E. 对侧身体抬高并在其下置放海绵垫，使对侧身体抬高 90°

3. 以下关于肩关节 MRI 检查的叙述中，正确的是
   A. 横断面扫描基线平行于关节盂及肱骨长轴
   B. 斜冠状面扫描基线在横断面图像上平行于关节盂
   C. 斜矢状面扫描基线在横断面图像上垂直于关节盂

D. 采用斜冠状面,减少"魔角效应"

E. FOV 中心以肱骨头为中心,靠近胸腔

4. 关于"魔角效应"的叙述,**不正确**的是

　　A. "魔角效应"影响冈上肌腱撕裂的观察

　　B. 斜冠状面扫描基线在横断面像上垂直于关节盂

　　C. 斜冠状面扫描基线在横断面像上平行于冈上肌腱长轴

　　D. 采用斜冠状面,减少"魔角效应"

　　E. 采用斜矢状面,减少"魔角效应"

5. 防止"魔角效应"的扫描平面,正确的是

　　A. 冠状面　　　　　　　　　B. 斜冠状面　　　　　　　　　C. 矢状面

　　D. 斜矢状面　　　　　　　　E. 横断面

6. 关于肩关节 MRI 检查的成像参数,正确的是

　　A. $T_2WI:TR = 2\ 000 \sim 6\ 000ms, TE = 60 \sim 100ms$

　　B. $T_1WI:TR = 2\ 000 \sim 6\ 000ms, TE = 60 \sim 100ms$

　　C. $PDWI:TR = 2\ 000 \sim 6\ 000ms, TE = 60 \sim 100ms$

　　D. $T_1WI:TR = 2\ 000 \sim 6\ 000ms, TE = 10 \sim 30ms$

　　E. $T_2WI:TR = 300 \sim 700ms, TE = 10 \sim 30ms$

7. 关于肩关节 MRI 检查的图像质量要求,**不正确**的是

　　A. 确保肩关节位于线圈的中心

　　B. 显示肩关节骨性结构及软组织结构

　　C. 清晰显示关节唇、肱骨头、肩锁关节

　　D. 清晰显示冈上肌腱、冈下肌腱及肱二头肌长头肌腱

　　E. 肩锁关节位于影像中心

8. 关于肩关节 MRI 检查的图像质量要求,正确的是

　　A. 确保肩关节位于线圈的中心

　　B. 显示肩关节骨性结构,不显示其软组织结构

　　C. 扫描方位可随意

　　D. 可有运动伪影

　　E. 高信噪比而不要求空间分辨力

9. 以下关于肘关节 MRI 检查的叙述中,**不正确**的是

　　A. 横断面扫描基线在矢状面和/或冠状面上垂直于尺、桡骨长轴,范围上至肱骨干骺端,下达桡骨结节

　　B. 斜冠状面扫描基线在横断面上定位,范围前至肱肌中份,后缘含肱三头肌腱

　　C. 斜冠状面扫描基线在横断面上平行于肱骨内、外上髁的连线,范围内至桡侧副韧带,外侧要超过肱骨内上髁

　　D. 斜矢状面扫描基线在横断面上垂直于肱骨内、外上髁的连线,范围内至桡侧副韧带,外侧要超过肱骨内上髁

　　E. 斜矢状面扫描基线在横断面上定位,范围内至桡侧副韧带,外侧要超过肱骨内上髁

10. 关于肘关节 MRI 检查的成像参数,正确的是

　　A. $T_2WI:TR = 2\ 000 \sim 6\ 000ms, TE = 10 \sim 30ms$

　　B. $T_1WI:TR = 2\ 000 \sim 6\ 000ms, TE = 60 \sim 100ms$

C. PDWI:TR = 2 000～6 000ms,TE = 60～100ms

D. PDWI:TR = 2 000～6 000ms,TE = 10～30ms

E. T_2WI:TR = 300～700ms,TE = 10～30ms

11. 以下关于肘关节 MRI 检查图像质量要求的叙述中,**不正确**的是

A. 确保肘关节位于线圈的中心

B. 显示肩关节骨性结构,不显示其软组织结构

C. 清晰显示肘关节骨性结构及其软组织结构

D. 清晰显示肱骨远端的内外上髁、尺骨小头、桡骨环状韧带等

E. 运动伪影、血管搏动伪影不影响诊断

12. 关于腕关节 MRI 检查的成像参数,正确的是

A. PDWI:TR = 2 000～6 000ms,TE = 60～100ms

B. T_1WI:TR = 2 000～6 000ms,TE = 60～100ms

C. T_2WI:TR = 2 000～6 000ms,TE = 10～30ms

D. T_1WI:TR = 2 000～6 000ms,TE = 10～30ms

E. T_1WI:TR = 300～700ms,TE = 10～30ms

13. 以下关于腕关节 MRI 检查图像质量要求的叙述中,**不正确**的是

A. 清晰显示掌骨远端及其附属韧带

B. 清晰显示尺、桡骨茎突

C. 清晰显示腕关节骨性结构及其软组织结构

D. 清晰显示腕关节的 8 块腕骨

E. 运动伪影、血管搏动伪影不影响诊断

14. 以下关于骨与关节常规 MRI 检查序列中,**不正确**的是

A. 脂肪抑制 T_1WI   B. 脂肪抑制 T_2WI   C. T_1WI

D. T_2WI   E. T_2^*WI

15. 以下关于骨与关节 MR 增强检查中,**不正确**的是

A. 了解病变的血液供应,确定病变的范围和性质

B. 对比剂采用钆(Gd)对比剂,静脉注射

C. 对比剂采用钆(Gd)对比剂,动脉注射

D. 剂量 0.2ml/kg

E. 剂量 0.1mmol/kg

16. 以下关于骨与关节 MRI 检查的叙述中,**不正确**的是

A. 正常骨髓在 FSE T_2WI 上明显高信号

B. 选用 FSE fs-T_2WI 评价骨髓性病变

C. STIR 序列可以彻底抑制脂肪和骨髓的信号

D. STIR 序列可以突显骨髓病变和骨骼肌病变的对比

E. STIR 序列不用于骨髓性病变和关节软骨病变的检查

17. 以下关于骨与关节 MRI 检查的叙述中,正确的是

A. 骨髓在 FSE T_2WI 上明显低信号

B. 一般不选用 FSE fs-T_2WI 评价骨髓性病变

C. STIR 序列不能彻底地抑制脂肪和骨髓的信号

D. STIR 序列可以突显骨髓病变和骨骼肌病变的对比

E. STIR 序列不用于骨髓性病变和关节软骨病变的检查

18. 以下关于骨与关节 MR 增强检查的叙述中,**不正确**的是
    A. 不需要常规 MRI 检查
    B. 对病变定位后行 T_1WI 或 GRE 序列的增强扫描
    C. 以脂肪抑制 SE T_1WI 最为常用
    D. 对比剂常规用量为 0.1mmol/kg,采用静脉推注
    E. 有助于区分富血供区和坏死区

19. 以下关于骨与关节 MR 增强检查的叙述中,正确的是
    A. 不需要常规 MRI 扫描
    B. 对病变定位后行 DWI 或 GRE 序列的增强扫描
    C. 以脂肪抑制 SE T_1WI 最为常用
    D. 对比剂常规用量为 1mmol/kg,采用静脉推注
    E. 无法区分富血供区和坏死区

20. 关于骨与关节 GRE 序列,**不正确**的是
    A. 不具备良好的软组织对比
    B. 用于确定筋膜界面和肌肉内的少量出血
    C. 用于骨髓的破坏性病变诊断
    D. 用于骨小梁的解剖成像
    E. 用于骨骼肌病变诊断

二、问答题

简述常规肩关节 MRI 检查的扫描技术。

三、案例分析题

女性,22 岁,右上臂有一鸡蛋大小的肿物,活动度尚可。偶感疼痛。受检者在当地医院行右上臂 X 线检查,未见明显异常。体检:BP 134/96mmHg,P 61 次/min,R 12 次/min。

(1) 结合病史,进一步影像学检查是
    A. 右肩关节正侧位片   B. 右肩关节 CT 平扫
    C. 右肩关节 MR 平扫   D. 右肩关节 MR 平扫+增强
    E. 右肩关节造影

(2) 右上臂 MRI(图 2-20)显示的信息有(多选)
    A. 右上臂远端背侧肌间隙内见多房样、蜂窝样异常信号灶,边界欠清楚,周围骨质未见侵犯
    B. T_1WI 上见病灶内不规则条片状短 T_1 信号影
    C. T_2WI 上见房间隔呈高信号,病灶内见多发低信号区,大小约 1.8cm×2.6cm×4.2cm
    D. 右肘关节间隙未见明显异常
    E. 初步诊断为右上臂血管瘤

(3) 为明确诊断,需要增加的 MRI 检查技术有(多选)
    A. T_2^*WI B. DWI
    C. 增强检查   D. 右肩关节 MR 平扫+增强
    E. 右肩关节造影

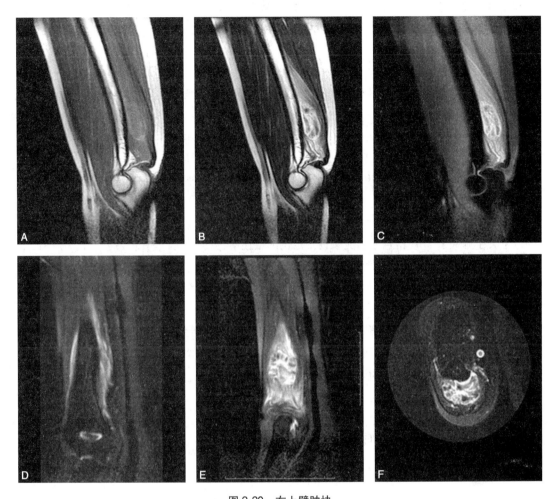

图 2-20　右上臂肿块

A、B、C. 分别为同一层面上臂矢状面 T_1WI、T_2WI 和 fs-PDWI；D、E. 为不同层面冠状面 fs-T_2WI；F. 横轴面 fs-T_2WI

实训十五　习　　题

一、选择题

1. 以下关于骶髂关节 MRI 检查的叙述中,**不正确**的是

    A. 斜冠状面扫描基线在矢状面上平行于骶骨长轴,范围覆盖骶骨前后缘

    B. 斜横断面扫描基线在矢状面上垂直于骶骨长轴,范围覆盖骶髂关节上下界

    C. 斜冠状面扫描基线在横断面上平行于两侧髂前上棘连线

    D. 斜横断面扫描基线在冠状面上垂直于两侧髂前上棘连线

    E. 观察骶髂关节面的病变,可加扫 T_2^*WI 和 PDWI

2. 常用于股骨头缺血坏死范围定量测量的髋关节 MRI 检查序列是

    A. fs-T_2WI 和 T_1WI B. T_2WI 和 T_2^*WI C. PDWI 和 T_2^*WI

D. PDWI 和 DWI　　　　　　　　E. T_2WI 和 DWI

3. 常用于观察髋臼唇及髋关节软骨病变的髋关节 MRI 检查序列是

　A. fs-T_2WI 和 T_1WI　　　　B. T_2WI 和 T_2^*WI　　　　C. PDWI 和 T_2^*WI

　D. PDWI 和 DWI　　　　　　　E. T_2WI 和 DWI

4. 以下关于髋关节 MRI 检查图像质量要求的叙述中,**不正确**的是

　A. 髋关节位于线圈中心　　　　　　　　B. 清晰显示髋关节骨性结构

　C. 清晰显示髋关节软组织结构　　　　　D. 清晰显示髂骨翼

　E. 运动伪影、血管搏动伪影不影响诊断

5. 为了显示膝关节交叉韧带 MRI,斜矢状面在横断面像上定位时,需向前内倾斜的角度是

　A. 0°　　　　　　　　B. 15°　　　　　　　　C. 30°

　D. 45°　　　　　　　　E. 90°

6. 以下关于膝关节 MRI 检查显示交叉韧带定位的叙述中,正确的是

　A. 矢状面扫描基线垂直于股骨与胫骨的长轴

　B. 斜矢状面扫描基线在横断面像上向前内方向倾斜 10°~15°

　C. 斜矢状面扫描基线在横断面像上垂直于股骨外髁外缘

　D. 斜矢状面扫描基线在横断面像上垂直于股骨内外髁后缘连线

　E. 斜冠状面扫描基线在横断面像上垂直于股骨内、外侧髁后缘连线

7. 能显示膝关节交叉韧带的 MRI 检查平面是

　A. 冠状面　　　　　　　B. 斜冠状面　　　　　　C. 矢状面

　D. 斜矢状面　　　　　　E. 横断面

8. 膝关节 MRI 检查时,斜矢状面主要用于显示

　A. 交叉韧带　　　　　　B. 侧韧带　　　　　　C. 副韧带

　D. 后纵韧带　　　　　　E. 黄韧带

9. 用于观察半月板及关节软骨的是

　A. PDWI　　　　　　　B. DWI　　　　　　　C. T_2^*WI

　D. T_1WI　　　　　　　E. T_2WI

10. **不属于**膝关节 MRI 检查常规序列的是

　A. PDWI　　　　　　　B. DWI　　　　　　　C. T_2^*WI

　D. T_1WI　　　　　　　E. T_2WI

11. 以下关于膝关节 MRI 检查的叙述,正确的是

　A. 矢状面扫描基线垂直于股骨与胫骨的长轴

　B. 斜矢状面扫描基线在横断面像上向前内方向倾斜 10°~15°

　C. 斜矢状面扫描基线在横断面像上大致与股骨外髁外缘垂直

　D. 横断面扫描基线垂直于胫骨平台关节面

　E. 斜冠状面扫描基线在横断面像上垂直于股骨内、外侧髁后缘连线

12. 以下关于膝关节 MRI 检查的成像参数,正确的是

　A. T_2WI:TR=2 000~6 000ms,TE=10~30ms

　B. T_1WI:TR=2 000~6 000ms,TE=60~100ms

C. PDWI：TR = 2 000～6 000ms，TE = 10～30ms

D. PDWI：TR = 2 000～6 000ms，TE = 60～100ms

E. T_2WI：TR = 300～700ms，TE = 10～30ms

13. 以下关于膝关节 MRI 检查图像质量要求的叙述中，**不正确**的是

A. 清晰显示跟腱 　　　　　　　　　　　　B. 清晰显示半月板

C. 清晰显示膝关节骨性结构及其软组织结构 　D. 清晰显示关节韧带

E. 运动伪影、血管搏动伪影不影响诊断

14. 以下关于踝关节 MRI 检查的叙述中，正确的是

A. 观察韧带或关节软骨的病变，可用 DWI

B. 观察韧带或关节软骨的病变，可用 T_2WI

C. 斜矢状面 DWI 及 fs-PDWI

D. 以斜矢状面为主，并辅以冠状面、横断面

E. 以冠状面为主，并辅以斜矢状面、横断面

15. 以下关于踝关节 MRI 检查的成像参数，正确的是

A. T_2WI：TR = 2 000～6 000ms，TE = 10～30ms

B. T_1WI：TR = 2 000～6 000ms，TE = 60～100ms

C. PDWI：TR = 2 000～6 000ms，TE = 60～100ms

D. PDWI：TR = 2 000～6 000ms，TE = 10～30ms

E. T_2WI：TR = 300～700ms，TE = 10～30ms

16. 以下关于踝关节 MRI 检查的图像质量要求的叙述中，**不正确**的是

A. 清晰显示胫骨及腓骨上端

B. 清晰显示跟骨、距骨、跟腓韧带

C. 清晰显示踝关节骨性结构及其软组织结构

D. 胫腓前后韧带及跟腱

E. 运动伪影、血管搏动伪影不影响诊断

17. 以下关于骨与关节 MRI 检查策略的叙述中，正确的是

A. 软骨、肌肉病变以 fs-PDWI、STIR、T_2WI、T_1WI 组合为主

B. 软骨、滑膜病变以 fs-PDWI、STIR、T_2WI、T_1WI 组合为主

C. 软骨、骨骼病变以 fs-PDWI、T_2WI、T_1WI 组合为主

D. 软骨、滑膜病变以 STIR、T_2WI、T_1WI 组合为主

E. 骨骼、滑膜病变以 STIR、T_2WI、T_1WI 组合为主

18. 在骨骼、软骨、滑膜病变 MRI 序列组合中，一般**不包括**

A. fs-PDWI 　　　　　　　B. DWI 　　　　　　　C. T_2WI

D. T_1WI 　　　　　　　E. STIR

二、问答题

简述膝关节 MRI 序列选择及其扫描平面。

三、案例分析题

男性，35 岁，登上爱好者，右膝关节疼痛数月余（图 2-21）。

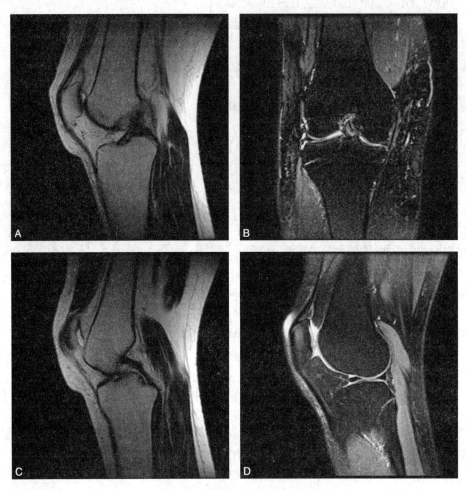

图 2-21 右膝关节 MRI

问题：

（1）X 线及 CT 检查结果阴性,进一步影像学检查是

    A. 右膝关节正位片   B. 右膝关节 CT 平扫

    C. 右膝关节 MR 平扫   D. 右膝关节 MR 平扫+增强

    E. 右膝关节关节造影

（2）怀疑骨髓性病变和关节软骨病变时,显示病变最理想的序列是

    A. SE T_2WI B. STIR   C. SE T_1WI

    D. PDWI   E. fs-T_2WI

（3）怀疑半月板及关节软骨时,显示病变最理想的序列是

    A. SE T_2WI B. STIR   C. SE T_1WI

    D. PDWI   E. fs-T_2WI

实训十六 习 题

一、选择题

1. 臂丛神经 MRI 检查定位中心对准
   A. C_3 水平　　　　　　　　　　B. C_4 水平　　　　　　　　C. C_5 水平
   D. C_6 水平　　　　　　　　　　E. C_7 水平

2. 以下关于臂丛神经 MRI 检查技术的叙述中，**不正确**的是
   A. 适应证包括臂丛神经外伤、肿瘤、局部压迫、炎症
   B. 线圈选择头颈联合线圈和腹部相控阵线圈
   C. 受检者一般取头先进、仰卧位
   D. 检查过程中避免吞咽动作并保持静止
   E. 扫描平面以矢状面为主

3. 显示臂丛节后神经最佳的序列是
   A. 3D CISS　　　　　　　　　　B. 对比增强 3D T_2 SPACE-STIR
   C. FIESTA-C　　　　　　　　　　D. Trufi
   E. FSE T_2WI

4. 臂丛神经 MRI 检查的对比剂用量为
   A. 0.05mmol/kg　　　　　　B. 0.1mmol/kg　　　　　　C. 0.15mmol/kg
   D. 0.2mmol/kg　　　　　　E. 0.25mmol/kg

5. 常规腰骶丛神经 MRI 检查序列**不包括**
   A. MRS　　　　　　　　　　B. 腰椎常规平扫序列　　　　C. T_2 TIRM-cor
   D. T_1 vibe_dixon　　　　E. T_2 SPACE-STIR

6. 以下关于腰骶丛神经 MRI 检查的叙述中，**不正确**的是
   A. 射频线圈为腹部相控阵线圈联合脊柱线圈
   B. 仰卧位，头先进或足先进
   C. 定位中心对准耻骨联合
   D. 冠状面相位编码采用左右方向
   E. 采用钆对比剂

7. 目前下肢血管成像最常用的 MR 成像方法是
   A. 2D TOF-MRA　　　　　　B. 3D TOF-MRA　　　　　　C. 2D PC-MRA
   D. 3D PC-MRA　　　　　　E. 3D CE-MRA

8. 以下关于下肢血管 MRI 检查技术的叙述中，**不正确**的是
   A. 适应证包括下肢动脉血管狭窄、血管腔闭塞、血管畸形等
   B. 最佳的线圈选择是双下肢相控阵矩阵线圈
   C. 足先进或者头先进，仰卧位
   D. 要求检查床具有精密的自动步进功能
   E. 无须拼接可一次完成全下肢血管成像

9. 下肢血管 MRI 检查的对比剂总量为
   A. 0.05mmol/kg　　　　　　B. 0.1mmol/kg　　　　　　C. 0.15mmol/kg

D. 0.2mmol/kg   E. 0.25mmol/kg

10. 以下关于全身血管 MRI 检查技术的叙述中,**不正确**的是

    A. 采用对比增强 MRA(CE-MRA)方法

    B. 检查前无须进行屏气训练

    C. 腿部抬高 5~10cm 的平卧体位,或者使用下肢专用模具架

    D. 相位编码方向一般是左右方向

    E. 根据设备需要多种线圈的组合使用

11. 显示臂丛节前神经最佳的序列是

    A. 3D CISS/FIESTA-C   B. 对比增强 3D T_2 SPACE-STIR

    C. Haste   D. Trufi

    E. FSE T_2WI

12. 以下关于臂丛神经 MRI 检查钆对比剂作用的叙述中,正确的是

    A. 只缩短了组织 T_1 时间

    B. 只缩短了组织 T_2 时间

    C. 缩短组织 T_1 时间的同时也缩短了 T_2 时间

    D. 缩短组织 T_1 时间的同时延长了 T_2 时间

    E. 延长组织 T_1 时间的同时也延长了 T_2 时间

13. 以下关于臂丛神经 MRI 检查中定位方法的叙述中,**不正确**的是

    A. 斜冠状面在矢状位正中图像与横断面图像上进行定位

    B. 扫描上下覆盖范围至少为 C_1 椎体上缘至 T_5 椎体下缘

    C. 前后范围为胸骨后缘至椎管后缘

    D. 左右两侧包括腋窝

    E. 冠状面相位编码方向采用头足方向

14. 臂丛神经 MRI 检查中对比增强 3D T_2 SPACE-STIR 序列的常规层厚为

    A. 1mm   B. 3mm   C. 5mm

    D. 7mm   E. 9mm

15. 以下关于臂丛神经 MRI 检查图像质量要求及注意事项的叙述中,**不正确**的是

    A. 扫描范围为胸骨柄至颈椎椎管后缘

    B. 扫描基线大致与 $C_{4~7}$ 椎体平行

    C. 臂丛神经各分支解剖结构应清晰显示,压脂均匀

    D. 扫描时间相对较短

    E. 需要针对性增加局部靶匀场

16. 腰骶丛神经 MRI 检查的定位中心为

    A. 胸骨体   B. 胸骨剑突

    C. 胸骨剑体与脐连线中点   D. 两侧髂前上棘连线中点

    E. 耻骨联合

17. Proset 序列适用的检查部位是

    A. 臂丛神经 MRI 检查   B. 腰骶丛神经 MRI 检查

    C. 下肢血管 MRI 检查   D. 全身血管 MRI 检查

    E. 上肢血管 MRI 检查

18. 与腰骶丛神经 MRI 检查扫描定位**不符**的是

  A. 以斜冠状面为最佳

  B. 在常规正中矢状面与横断面上进行定位

  C. 以 L_5 椎体为中心

  D. 上下范围包括 L_1 至骶尾部

  E. 前至腹股沟,后至椎体前缘至棘突的前 1/3

19. 股神经来自

  A. 腰 1～腰 3   B. 腰 2～腰 4   C. 腰 3～腰 5

  D. 腰 4～骶 1   E. 腰 5～骶 2

20. 下肢血管 MRI 检查的最佳线圈为

  A. 双下肢相控阵矩阵线圈   B. 柔性表明线圈   C. 体部相控阵线圈

  D. 膝关节专用线圈   E. 心脏相控阵线圈

21. 与下肢血管 MRI 检查技术**不符**的是

  A. 扫描范围包括双侧髂动脉起始部及足背动脉

  B. 从腹盆部到小腿血管顺次移床大约三段扫描

  C. 段与段之间需要重叠 40～60mm

  D. K 空间选择顺序填充

  E. 每段 FOV 在 400～500mm

22. 扩散加权成像的英文全称是

  A. Diffusion MRI   B. Diffusion weighted imaging

  C. Diffusion tensor imaging   D. Diffusion kurtosis imaging

  E. Intravoxel incoherent motion imaging

23. **不适用** DWI 进行诊断的疾病是

  A. 超急性脑梗死   B. 细胞毒性水肿   C. 血肿

  D. 肿瘤   E. 钙化

24. 以下关于 DWI 特点的叙述中,**不正确**的是

  A. 单次激发 DWI 有良好的对比分辨力   B. 空间分辨力高

  C. 易受磁敏感伪影、T_2^* 效应和长 TE 影响   D. 图像信噪比低、容易畸变

  E. 定量结果可能有误差

25. 与全身背景抑制扩散加权成像技术**不符**的是

  A. 也叫全身类 PET 成像

  B. 采用了 STIR 技术抑制背景信号

  C. 采用了多信号叠加技术

  D. 图像信噪比和对比度较低

  E. 可以完成人体从颅脑到足部的大范围扫描

26. 扩散张量成像最少需要施加的扩散敏感梯度脉冲数目为

  A. 4   B. 5   C. 6

  D. 7   E. 8

27. 扩散张量成像图像的主要参数**不包括**

  A. 本征向量 v B. 分数各向异性 FA   C. 平均扩散 MD

  D. 相对各向异性 RA   E. 容积比 VR

28. 可用于追踪脑白质纤维束走行的 MRI 技术是

　　A. DWI　　　　　　　　　　B. DTI　　　　　　　　　　C. DKI

　　D. IVIM　　　　　　　　　　E. PWI

29. 利用动脉血中的水质子作为内源性对比剂的 MRI 技术是

　　A. DSC-MRI　　　　　　　　B. DCE-MRI　　　　　　　C. ASL

　　D. DWI　　　　　　　　　　E. DTI

30. 主要利用被检组织 T_2 值缩短的 MR 灌注成像技术是

　　A. DSC-MRI　　　　　　　　B. DCE-MRI　　　　　　　C. ASL

　　D. DWI　　　　　　　　　　E. DTI

31. DSC-MRI 在脑部中的常用灌注参数**不包括**

　　A. 脑血容量 CBV　　　　　　B. 脑血流量 CBF　　　　　C. 平均通过时间 MTT

　　D. 达峰时间 TTP　　　　　　E. 容积比 VR

32. 主要利用被检组织 T_1 值缩短的 MR 灌注成像技术是

　　A. DSC-MRI　　　　　　　　B. DCE-MRI　　　　　　　C. ASL

　　D. DWI　　　　　　　　　　E. DTI

33. 以下关于 DCE-MRI 的叙述中，**不正确**的是

　　A. 灌注参数主要反映血管通透性　　　　B. 包括半定量和定量分析方法

　　C. 磁敏感伪影较小　　　　　　　　　　D. 无须对比剂

　　E. 成像基础基于肿瘤微血管的高通透性

34. 可以获得脑血流量 CBF 的绝对定量测量的是

　　A. DSC-MRI　　　　　　　　B. DCE-MRI　　　　　　　C. ASL

　　D. DWI　　　　　　　　　　E. BOLD

35. 以下叙述与 ASL 技术**不符**的是

　　A. 分为连续 ASL 和脉冲 ASL　　　　　B. 不使用对比剂

　　C. 可重复检查　　　　　　　　　　　　D. 信噪比低、空间分辨力低

　　E. 可获得多个血流动力学参数

36. 以血液中脱氧血红蛋白作为内源性对比剂进行成像的技术是

　　A. DSC-MRI　　　　　　　　B. DCE-MRI　　　　　　　C. ASL

　　D. DWI　　　　　　　　　　E. BOLD

37. 以下关于 BOLD 的叙述中，**不正确**的是

　　A. 负性 BOLD 为功能磁共振成像的基础

　　B. 横向弛豫时间 T_2 及 T_2^* 是两个最基本的参数

　　C. fMRI 分为任务态 fMRI 及静息态 fMRI

　　D. 实验数据的处理和分析是 fMRI 研究的关键

　　E. BOLD 常用于神经科学

38. 在脂肪定量分析中，采用波谱成像可以检测出不同的脂肪谱峰，在目前医用 1.5T 和 3.0T 场强的 MRI 仪中能分辨出脂肪峰的个数是

　　A. 4　　　B. 5　　　C. 6　　　D. 7　　　E. 8

39. MR 脂肪定量分析在临床上应用**除外**

　　A. 评价非酒精性脂肪性肝病中脂肪含量

　　B. 对胰腺脂肪含量的分析

　　C. 骨质疏松的诊断与骨折风险的评估

D. 利用脂肪比定量评估恶性肿瘤放/化疗后骨髓组成

E. 血脂分析

40. MR 分子成像技术进行的基因表达显像主要包括

A. 传统 MRI 技术和 MR 磁敏感成像(SWI)技术

B. 传统 MRI 技术和 MR 波谱成像(MRS)技术

C. 传统 MRI 技术和 MR 弥散成像(DWI)技术

D. MR 磁敏感成像(SWI)和 MR 弥散成像(DWI)技术

E. MR 磁敏感成像(SWI)技术和 MR 波谱成像(MRS)技术

二、问答题

1. 简述臂丛神经 MRI 检查序列。

2. 简述脂肪定量分析的临床应用。

三、案例分析题

1. 男性,64 岁,左侧车祸伤,左上肢无力,行臂丛神经成像(图 2-22)。

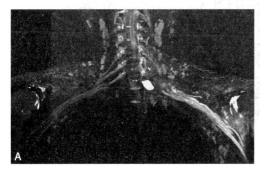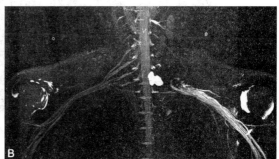

图 2-22 臂丛神经损伤

问题:

(1) 臂丛神经 MR 成像技术常用的方法是(多选)

A. T_2 SPACE STIR　　　　　　　　　　B. WBIBS

C. T_1 VIBE/LAVA/mdixon　　　　　　　D. T_2 TSE

E. T_1 TSE

(2) 该患者采用的序列是

A. T_1 TSE　　　　　　　　　　　　　　B. WBIBS

C. T_1 VIBE/LAVA/mdixon　　　　　　　D. T_2 TSE

E. T_2 SPACE STIR

(3) A、B 图分别是

A. T_2 SPACE STIR 增强前后的对比

B. T_2 SPACE STIR 扫描的 A 图,B 图是 A 图经过图像后处理后的

C. T_2 SPACE STIR 序列和高分辨 3D CISS/FIESTA-C

D. 背景抑制弥散加权成像(DWIBS)和高分辨 3D CISS/FIESTA-C

E. T2 SPACE STIR 序列和背景抑制弥散加权成像(DWIBS)

2. 男性,46 岁,腰痛伴左下肢麻木数年,一直按照腰椎间盘突出治疗,症状反而逐渐加重,做腰骶椎及腰骶丛神经 MRI 检查(图 2-23)。

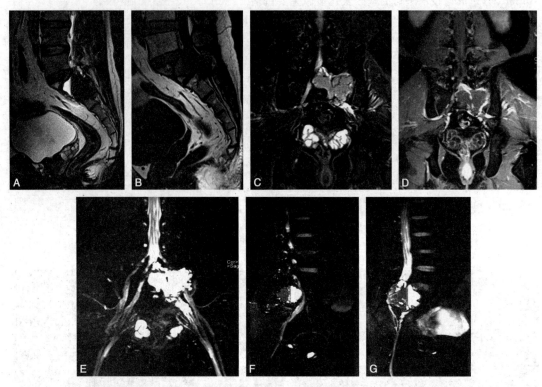

图 2-23 腰骶椎及腰骶丛神经 MRI

问题:

(1) 关于图 2-23,下面说法正确的是(多选)

　　A. 图 A 是 T₂WI TSE

　　B. 图 B 是 T₁WI TSE

　　C. 图 C 是 T₂WI STIR

　　D. 图 D 是增强后的 T₁WI TSE

　　E. 图 E、F、G 是对比增强 3D T₂ SPACE-STIR 序列

(2) 该患者的病变主要定位在

　　A. 腰椎　　　　　　　　B. 左侧骶骨　　　　　　　　C. 坐骨

　　D. 耻骨　　　　　　　　E. 髂骨

(3) 图 2-23 显示病变和腰骶丛神经的关系,正确的是

　　A. 清晰显示病变压迫并侵犯骶丛神经　　　　B. 不能反映病变是否压迫神经

　　C. 仅仅显示病变的范围和大小　　　　D. 仅仅显示骶丛神经,不能反映病变

　　E. 不能反映病变来源

(4) 以下关于腰骶丛神经 MR 成像临床价值的叙述中,正确的是(多选)

　　A. 3D 高分辨立体显示病变和腰骶丛神经关系,临床价值很大

B. 将原始图像沿腰骶丛神经走行方向进行曲面重组,做靶 MIP 得到横断面、斜矢状面、斜冠状面等图像,从不同方向观察腰骶丛神经的位置、形态、大小以及与邻近结构的关系

C. 扫描技术复杂,临床价值不大

D. 价格贵,病人难以接受

E. 图像有伪影,对治疗方案选择无价值

（5）分析该患者 MR 图像,最有可能的诊断是

A. 神经鞘瘤　　　　　B. 神经纤维瘤　　　　　C. 动脉瘤样骨囊肿

D. 骨巨细胞瘤　　　　E. 骨肉瘤

实训一　习题答案

一、选择题

1. E	2. D	3. A	4. E	5. E	6. D	7. D	8. A	9. D	10. C
11. A	12. B	13. E	14. D	15. C	16. B	17. E	18. E	19. E	20. D
21. B	22. D	23. C	24. E	25. E	26. D	27. E	28. B	29. E	30. C
31. D	32. B	33. A	34. C	35. B	36. A	37. C	38. D	39. E	40. B
41. D	42. C	43. C	44. D	45. B	46. B	47. D	48. D	49. A	50. D
51. A	52. D	53. D	54. A	55. B	56. C	57. A	58. E	59. C	60. C
61. E	62. A	63. E	64. D	65. D	66. D	67. C	68. B	69. C	70. C
71. D	72. D	73. B	74. B	75. B	76. B	77. C	78. D	79. A	80. D
81. B	82. B	83. D	84. D	85. E	86. A	87. C	88. B	89. E	

二、问答题

1.（1）纵向弛豫的定义:射频脉冲中止后,纵向磁化矢量 M_z 由最小恢复到原来大小的过程称纵向弛豫。

（2）机制:能量的传递。

（3）影响纵向弛豫时间的因素有:①静磁场的场强 B_0;②组织分子的大小。不同组织在不同的静磁场下,其 T_1 值是不同的。

2.（1）横向弛豫的定义:RF 脉冲中止后,横向磁化向量 M_{XY} 由最大逐步衰减至零的过程称横向弛豫。

（2）机制:质子的失相位。

（3）横向弛豫时间的影响因素有:①周围组织分子的大小;②与外磁场强度无关,但与其均匀度相关。

3. MR 信号强度越高,图像越亮。①T_1 值与信号的关系:T_1 值越短,纵向磁化矢量恢复越快,MR 信号越强,MR 图像越亮;反之,MR 信号强度越低,MR 图像则灰暗。②T_2 值与信号的关系:T_2 值越短,横向磁化矢量衰减越快,MR 信号越弱,MR 图像越暗;T_2 值越长,横向磁化矢量衰减越慢,MR 信号越强,MR 图像越亮。③质子密度与信号强度的关系:质子密度越大,磁化后形成的宏观纵向磁化矢量越大,MR 信号强度高,MR 图像越亮;反之,亦然。

实训二 习 题 答 案

一、选择题

1. A　　2. A　　3. C　　4. E　　5. A　　6. B　　7. D　　8. C　　9. D　　10. E

11. A　12. A　13. B　14. E　15. B　16. A　17. E　18. E　19. B　20. A

21. E　22. D　23. D　24. A　25. E　26. B　27. C　28. D　29. E　30. C

31. E　32. E　33. A　34. C　35. E

二、问答题

FSE 序列的特点包括:①快速成像;②回波链中每个回波信号的回波时间不同;③FSE 序列图像模糊效应;④脂肪组织信号强度增高;⑤对磁场不均匀性不敏感;⑥能量沉积增加。

实训三 习 题 答 案

一、选择题

1. C　　2. E　　3. D　　4. D　　5. B　　6. B　　7. C　　8. A　　9. A　　10. E

11. D　12. D　13. A　14. C　15. C　16. B　17. E　18. D　19. D

二、问答题

梯度回波序列的特点包括:①小角度激发,加快成像速度;②采用梯度场切换采集回波信号进一步加快采集速度;③T_2^*弛豫;④GRE 序列的固有信噪比较低;⑤GRE 序列对磁场的不均匀性敏感;⑥GRE 序列中血流常呈高信号。

三、案例分析题

1.(1)A　(2)E　(3)E　(4)C

解析:观察椎体及附件骨折及骨碎片移位以 CT 为佳,为了解有无脊髓损伤、骨髓及周围软组织水肿以 MRI 为佳;因脂肪和水肿组织 T_2WI 上均呈高信号,脂肪抑制后脂肪组织被抑制呈低信号,而水肿仍呈高信号。

2.(1)B　(2)C　(3)A　(4)E

解析:肝脏 MR 增强扫描多采用扰相 GRE 序列进行动态增强扫描。肝脏 T_2WI 常用 FSE 序列配合呼吸门控进行采集。患者呼吸不规则会造成明显运动伪影,可通过 SE-EPI 序列以屏气的形式采集,但图像质量会下降。

实训四 习 题 答 案

一、选择题

1. C　　2. C　　3. C　　4. C　　5. A　　6. C　　7. E　　8. E　　9. E　　10. D

11. B　　12. E　　13. C　　14. A　　15. B　　16. D　　17. D　　18. C　　19. D　　20. E

21. C　　22. D　　23. D　　24. B　　25. B　　26. C　　27. A　　28. B　　29. B　　30. E

二、问答题

1. MRI 中脂肪抑制的意义包括:①减少化学位移、运动位移;②抑制脂肪组织信号,增加图像的组织对比;③增加增强扫描的效果;④鉴别病灶内是否含有脂肪。

2. 化学位移成像中反相位图像的特点包括:①水脂混合组织信号明显衰减;②纯脂肪组织的信号没有明显衰减,几乎接近纯脂肪的组织,如皮下脂肪其信号来源主要来自脂肪,水分子含量极少,在反相位图像上两种质子能够相互抵消的横向磁化矢量很少,因此组织的信号没有明显衰减;③勾边效应:反相位图像上,周围富有脂肪组织的脏器边缘会出现一条黑线,勾画脏器的轮廓。

三、案例分析题

1.(1)C　(2)B　(3)E

解析:MRCP 利用水的长 T_2 特性,在重 T_2WI 序列上流动缓慢或相对静止的液体(胆汁)呈高信号,胆管内结石表现为低信号,结石在胆汁的衬托下清晰显示。

实训五　习题答案

一、选择题

1. A　　2. C　　3. B　　4. A　　5. A　　6. D　　7. B　　8. C　　9. B　　10. C

11. B　　12. C　　13. B　　14. A　　15. B　　16. C　　17. E　　18. D　　19. A　　20. B

21. E　　22. E　　23. A　　24. B　　25. D　　26. A　　27. A　　28. B　　29. A　　30. E

二、问答题

在 SE-EPI 序列 180°聚相脉冲的两侧各施加一个方向、强度、持续时间均相同的梯度场(弥散敏感梯度场),在 180°聚相脉冲后收集一连串回波,迂回填充 K 空间,并在一个 TR 间期内完成 K 空间数据的填充。弥散敏感梯度场造成的失相位分两种情况:①在体素内对称的梯度场方向上没有位置移动的质子,180°聚相脉冲可剔除磁场不均匀造成的质子失相位,质子信号不会衰减;②在体素内梯度场施加方向上有位置移动的质子,在移动过程中因磁场强度的变化,从而造成相位离散,180°聚相脉冲不能剔除质子失相位,因此,引起质子信号的衰减。

三、案例分析题

1.(1)B　(2)C　(3)D

解析:急性、超急性脑梗死由于发病时间短早期常无形态学改变,CT 及常规 MRI 常为阴性,但此时由于大量细胞外水分子进入细胞内,引起水分子扩散受限,DWI 上表现为高信号,ABC 图上表现为低信号,提高了病变检出率和准确性。

2.(1)B　(2)D　(3)A

解析:显示脑动脉目前多采用 3D-TOF MRA 序列,具有薄层图像,具有较高空间分辨力,后处理重建血管图像质量较好的优点;体素较小,流动失相位相对较轻,受湍流影响相对较小,对容积内任何方向的血流均敏感,对于迂曲多变的脑动脉显示有一定优势;具有较高信噪比,信号丢失少。扫描时需将饱和带放置颅顶部。

3.（1）E　（2）E　（3）ABCDE

解析：SWI 序列是一个三维采集、完全流动补偿、高分辨薄层重建的 T_2^* WI 序列,可充分显示组织之间内在磁敏感特性差别。一次采集可同时得到强度图(幅度图)、相位图、SWI 图和 MIP 图四种图像。

实训六　习 题 答 案

一、选择题

1. E	2. A	3. D	4. C	5. D	6. B	7. B	8. D	9. C	10. E
11. D	12. D	13. A	14. E	15. D	16. A	17. C	18. E	19. E	20. E
21. B	22. C	23. E	24. B	25. E	26. B	27. C	28. E	29. D	30. C
31. B	32. D	33. C	34. B	35. E	36. B	37. E	38. E	39. A	40. A

二、问答题

（1）去掉受检者身上或磁孔内的金属物品(特别留意假发、义齿、发卡、硬币、女性受检者内衣及某些含有很微量金属成分的发胶、眼影以及衣领上含金丝线的标签等容易遗漏的金属物品)。

（2）尽量选用 FSE 序列,并合理调整扫描参数。

（3）应用金属去伪影技术,以最大限度地降低伪影。

三、案例分析题

1.（1）C　（2）D　（3）A　（4）B

解析：当被检查部位超出了观察野(FOV)范围,FOV 外的组织将会产生一个超过视野内最大(小)频率的频率,计算机误认为带宽以内频率,较高频率被误识别为所选择带宽内较低频率。信号融入图像后,FOV 外一侧的组织信号错当成另一侧的组织信号。控制卷褶伪影对策有：①选择表面线圈,使用一个仅围绕 FOV 范围的线圈;②增大 FOV,使之大于受检部位;③切换频率编码与相位编码方向,把层面中径线较短的方向设置为相位编码方向;④施加空间预饱和带,给FOV 外相位编码方向上组织区域放置一个空间预饱和带;⑤添加具有扩大采样功能的非相位卷积技术;⑥针对 3D 卷褶伪影,在后处理时剔除卷褶的原始层面图像。

2.（1）E　（2）D　（3）B　（4）C

解析：磁化率伪影的程度随所用序列不同而改变,FSE 最低、GRE 次之、EPI 序列最严重。伪影随 TE 的延长而明显。控制磁化率伪影对策：①尽量将感兴趣成像区域放置到磁场中心;②添加局部匀场;③尽量选用 FSE 序列取代 GRE 序列或 EPI 序列;④合理调整扫描参数,如增加射频带宽、使用小体素成像并缩短 TE。

实训七　习 题 答 案

一、选择题

1. D	2. E	3. E	4. D	5. A	6. B	7. A	8. E	9. E	10. B
11. D	12. B	13. C	14. A	15. D	16. E	17. E	18. E	19. E	20. E
21. E	22. D	23. D	24. E	25. E	26. D	27. C	28. D	29. C	30. B

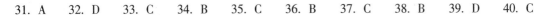

31. A　　32. D　　33. C　　34. B　　35. C　　36. B　　37. C　　38. B　　39. D　　40. C

二、问答题

1. MRI 检查的绝对禁忌证

（1）装有心脏起搏器、心脏磁性金属瓣膜、冠状动脉磁性金属支架者。

（2）体内有铁磁性血管夹者。

（3）体内铁磁性异物者，如眼内有金属异物。

（4）电子耳蜗者。

2. 在 MRI 检查时，为了在安全、经济的前提下获得优质 MR 图像，必须遵循其检查原则。这些原则包括：受检者检查体位的选择、射频线圈的选择、MR 成像中心的选择、检查平面的选择、扫描序列的选择及相位编码方向的设置等内容。

三、案例分析题

1. （1）E　（2）A　（3）E　（4）D

解析：该患者系上消化道出血，但胃影挛缩。腹部 MRI 检查前不需要清洁灌肠，以横断面和冠状面为主，必要时加矢状面；脉冲序列为平扫和动态增强。

2. （1）A　（2）E　（3）BE　（4）ABCD

解析：髋关节外伤首选外伤侧 X 线摄影。如 X 线影像阴性，应选择双侧 MRI 检查。

髋部 MRI 检查序列包括横断面 T_1WI、T_2WI 序列和冠状面 T_1WI、T_2WI 序列。

实训八　习题答案

一、选择题

1. D	2. D	3. C	4. E	5. E	6. C	7. A	8. E	9. D	10. D
11. D	12. B	13. D	14. D	15. E	16. C	17. C	18. D	19. C	20. A
21. B	22. D	23. C	24. D	25. B	26. C	27. D	28. D	29. D	30. E
31. B	32. B	33. E	34. C	35. C	36. B	37. D	38. D	39. D	40. C

二、问答题

1. 颅脑 MRI 检查的适应证包括：①颅脑外伤（CT 检查阴性者）；②脑血管疾病，如脑梗死、脑出血、脑血管畸形；③颅内占位性病变，良恶性肿瘤；④先天性发育异常；⑤颅内压增高、脑积水、脑萎缩等；⑥颅内感染；⑦脑白质病；⑧颅骨骨源性疾病。

2. 急性脑梗死的 MRI 检查方案：①应在 CT 检查基础上，进行常规 MRI 检查（含 MRA），因急性脑梗死 DWI 信号明显升高，DWI 检查非常重要，MRA 可以发现颅内受累动脉闭塞或狭窄；②必要时增加 DSC 检查，能发现急性脑梗死的灌注减低（CBV、CBF 减低，MTT、TTP 延长）；③怀疑急性脑梗死合并微小出血灶时，增加 SWI 检查。

三、案例分析题

1. （1）B　（2）D　（3）D　（4）E

解析：SWI 发现颅脑多发斑点状极低信号影，提示微小出血灶。

2. （1）D　（2）E　（3）C　（4）D

解析:SWI 见病灶内极低信号影,提示合并出血;否则,不合并出血。急性脑梗死无强化,淋巴瘤通常明显均匀强化。

实训九 习题答案

一、选择题

1. B 2. E 3. E 4. A 5. C 6. B 7. B 8. E 9. B 10. E
11. E 12. D 13. C 14. D 15. D 16. C 17. E 18. D 19. D 20. E
21. D 22. A 23. C 24. C 25. C 26. B 27. A 28. B 29. B 30. D
31. C 32. B 33. E 34. D 35. D

二、问答题

1.(1)颈部常规扫描平面是横断面、冠状面和矢状面,扫描序列以快速自旋回波 T_2WI、T_1WI 序列为主,T_2WI 施加脂肪抑制技术。

(2)颈部增强扫描序列包括横断面、冠状面、矢状面的 T_1WI,增强后冠状面、矢状面扫描施加脂肪抑制技术。

2. 颈部 MRI 扫描选择脂肪抑制时,一般可以选择的方法有:①频率选择饱和法;②反转恢复序列;③水脂分离 DIXON 法。

三、案例分析题

1.(1)D (2)E (3)A (4)E

解析:MR 增强扫描在眼部病变优于其他检查。脂肪抑制技术不包括脂肪激励技术。磁共振神经纤维束扫描序列为 DTI 序列。钆喷酸葡胺常规为 0.05mmol/ml。

2.(1)D (2)B (3)B (4)A

解析:MR 增强扫描在舌部病变优于其他检查。舌部磁共振增强后动脉搏动伪影明显,应该在舌部下方设置饱和带抑制动脉搏动伪影。舌部 T_1WI、T_2WI 时回波链长分别选用 2~3 和 16~20。舌部磁共振增强常规对比剂用量为 0.1mmol/kg。

实训十 习题答案

一、选择题

1. E 2. D 3. E 4. E 5. D 6. A 7. B 8. E 9. B 10. E
11. E 12. E 13. B 14. E 15. E 16. E 17. E 18. E 19. A 20. B
21. B 22. D 23. A 24. A 25. E 26. C 27. A 28. B 29. C 30. D
31. E 32. C 33. B 34. A 35. A

二、问答题

(1)椎间盘突出:矢状面 T_2WI、T_1WI 序列及横断面 T_2WI 序列扫描。

(2)脊椎和脊髓外伤:在常规脊柱扫描基础上,针对损伤的椎体、椎间盘、脊髓等增加矢状面、横断面 STIR 序列。

(3) 脊柱肿瘤:针对病变椎体、脊髓等先行常规脊柱扫描,后根据病变节段行矢状面及横断面 STIR 序列,必要时增加冠状面 STIR 序列,同时对病灶节段行横断面、矢状面及冠状面增强扫描。

(4) 脊椎结核:在常规脊柱扫描基础上,增加横断面、矢状面及冠状面 STIR 序列,并在结核破坏区域行三平面增强扫描。

(5) 脊椎畸形:在常规脊柱扫描基础上,增加病变节段冠状面 T_2WI、T_1WI 序列。

(6) 脊柱及脊髓病变手术后复查:在常规脊柱扫描基础上,增加矢状面、横断面 STIR 序列,必要时增加冠状面 STIR 序列。

三、案例分析题

1.(1) A (2) C

解析:腰椎椎间盘突出除了腰椎骨质增生及典型的腰椎棘突间明显压痛外,还有坐骨神经压迫症状,表现为左下肢抬腿试验阳性。腰椎常规 MRI 扫描序列包括:矢状面 T_2WI、T_1WI、STIR 序列及横断面 T_2WI 序列。

2.(1) A (2) D (3) A

解析:脊柱首选的影像学检查方法是 X 线检查。MRI 对于脊柱新旧损伤具有较大帮助,主要体现在 STIR 序列,损伤因椎体骨髓水肿在 STIR 序列上呈高信号。腰椎 MRI 检查时,横断面及冠状面相位编码方向设置为左右、矢状面相位编码方向设置为上下方向。

实训十一 习题答案

一、选择题

1. E	2. D	3. E	4. C	5. A	6. D	7. B	8. C	9. B	10. B
11. E	12. E	13. C	14. B	15. E	16. E	17. D	18. C	19. B	20. E
21. A	22. D	23. D	24. A	25. B	26. A	27. B	28. D	29. C	30. B
31. A	32. D	33. C	34. C	35. D					

二、问答题

1. 心脏 MR 图像质量要求包括:①扫描平面正确,扫描包括整个心脏范围;②无明显呼吸运动伪影,无明显心律不齐伪影;③电影序列血液呈白色与心肌对比良好,双反转和三反转序列心腔血液需压制基本不显示。

2. 乳腺动态增强扫描以横断面为主,扫描序列为 3D T_1WI 快速序列,先扫描一期平扫期,高压注射对比剂后立即开始动态扫描,一般增强至少扫描 6 期。动态扫描结束后进行矢状面 3D T_1WI 快速序列单期扫描。

三、案例分析题

1.(1) D (2) E (3) B (4) B

解析:对于前纵隔病变,MR 增强扫描优于其他检查。心电门控技术常用来抑制心脏大血管搏动伪影,不能抑制呼吸运动伪影。纵隔增强动脉期扫描为 15~20s,对比剂流速为 2~3ml/s。

2.(1) B (2) D (3) A (4) E

解析:钼靶摄影能敏感显示乳腺钙化。乳腺 MR 动态增强能反映肿瘤的形态、血供及腋下淋巴结情况,有助于判断其良恶性。乳腺在胸壁的前方,为避免心脏搏动伪影,相位编码方向选用左右方向。增强需要 6 期扫描。

实训十二　习题答案

一、选择题

1. C	2. E	3. D	4. C	5. A	6. E	7. D	8. C	9. B	10. A
11. C	12. C	13. E	14. E	15. A	16. A	17. E	18. E	19. C	20. D
21. D	22. D	23. D	24. D	25. A	26. A	27. E	28. C	29. B	30. C
31. C	32. A	33. E	34. D	35. E					

二、问答题

1.①常用肝、胆 MRI 序列有横断面呼吸触发 FSE-T_2WI 脂肪抑制序列、屏气快速梯度回波水-脂同反相位(双回波)T_1WI 序列、冠状面呼吸触发 FSE-T_2WI 脂肪抑制序列或屏气 T_2-haste 序列。②疑有占位性病变时,增加横断面屏气或者呼吸触发的 DWI 序列,疑有胆道扩张或有胆囊、胆道结石时,增加 MRCP。③发现占位性病变时,使用横断面 3D-Vibe/3D-LAVA/3D-THRIVE 屏气进行 MR 动态增强扫描。增强扫描时,一般扫描三期,分别为动脉期、门脉期及平衡期。

2.①肾和输尿管疾病,如结核、肿瘤、结石、先天畸形、慢性肾盂肾炎以及肾损伤等;②不明原因的血尿或脓尿;③腹膜后肿瘤,了解肿瘤与泌尿器官的关系及排除泌尿系统疾病;④尿道狭窄患者无法插入导管行膀胱造影者。

三、案例分析题

1.(1)D　(2)AD　(3)ABE

解析:鉴别肝细胞癌的 MRI 技术首选肝细胞特异性对比剂增强 MRI。肝细胞癌(HCC)Gd-EOB-DTPA 动态增强典型表现为动脉期明显强化,静脉期或延迟期有退出。肝胆特异期呈明显低信号。电解质效应存在于所有场强 MRI。场强越高,电解质效应越明显,其图像特点:图像各方向信号强弱不均,中心信号偏高,腹侧信号偏低,3T 腹部、盆腔更为严重。对于无法配合屏气的受检者,可采用检测膈肌运动方法,选择呼气末采集,如果有放射状 K 空间填充技术效果会更好。

2.(1)D　(2)B　(3)C　(4)A

解析:胰腺 MRI 常规采用横断面扫描,冠状面作为补充。动脉期扫描时间大体和肝脏一致。MRCP 是观察胰管扩张的主要方法。胰头癌的典型影像学表现就是"双管征",即:胆总管和胰管显著扩张。

实训十三　习题答案

一、选择题

1. D	2. E	3. C	4. A	5. C	6. A	7. B	8. A	9. E	10. B
11. E	12. C	13. D	14. A	15. B	16. E	17. B	18. C	19. C	20. E
21. B	22. D	23. C	24. D	25. D	26. B	27. E	28. C	29. A	30. A
31. C	32. C	33. C	34. B	35. A	36. C	37. C	38. D	39. D	

二、简答题

1. 胎儿 MRI 检查成像序列包括:FIESTA 序列、T_2-SSFSE 序列、T_1-FIRM 序列。

2. 直肠 MRI 检查适应证包括:直肠癌、直肠腺瘤、肛瘘、肛周脓肿。

三、案例分析题

1.(1)C (2)B (3)C (4)A (5)A

解析:泌尿系统影像学检查首选 B 超,其次选择 MRI。前列腺扫描范围包括精囊腺;扫描平面包括横断面、矢状面和冠状面,以小视野高分辨序列为主,横断面垂直于前列腺长轴,需扫描弥散加权序列。多参数 MR 成像是利用形态学成像序列与一种或多种功能成像方法相结合,既可以观察病灶形态学特点,也能了解病灶功能状态。前列腺动态增强 MRI 首选动态灌注增强模式,横断面为主,对比剂采用双筒高压注射器静脉团注,在对比剂注射同时开始扫描。

2.(1)C (2)A (3)B (4)E (5)C (6)D

解析:直肠指检对及早发现肛管、直肠癌意义重大,为首选检查。MRI 对直肠癌分期的判断准确率可达到 80.3%~94.2%。直肠 MRI 检查定位中心对准脐与耻骨联合的中点;直肠 MRI 以小视野高分辨力序列为主,需包含盆腔大范围脂肪抑制 T_2WI 序列;直肠 MR 增强扫描以横断面为主,辅以冠状面和矢状面扫描。横断面以矢状面作为定位像,定位线垂直于直肠病变段长轴;冠状面平行于病变段。直肠 MRI 检查前半小时排便,不主张检查前清洁肠道;膀胱应适度充盈。直肠管壁增厚,管腔狭窄,DWI 相信号增高,增强后明显强化,故诊断为直肠癌。

实训十四 习题答案

一、选择题

1. E	2. A	3. D	4. E	5. B	6. A	7. E	8. A	9. C	10. D
11. B	12. E	13. A	14. E	15. C	16. E	17. D	18. A	19. C	20. E

二、问答题

肩关节 MRI 定位:肩关节扫描平面以斜冠状面为主,扫描序列包括 fs-T_2WI、T_1WI、fs-PDWI 序列;配合横断面或矢状面 fs-PDWI 或 T_2^*WI 序列。横断面在冠状面像和/或矢状面像上定位,扫描基线垂直于关节盂及肱骨长轴,范围覆盖肩锁关节至关节盂下缘;FOV 中心以肱骨头为中心。斜冠状面在横断面像上定位,扫描基线垂直于关节盂或平行于冈上肌腱长轴,范围包含肩关节软组织前后缘或病变区域。斜矢状面在横断面像上定位,扫描基线平行于关节盂或垂直于冈上肌腱长轴,范围覆盖肱骨头外侧软组织至关节盂内侧或病变区域。

三、案例分析题

(1) C (2)ABCDE (3)ABC

解析:结合病史,进一步影像学检查是右上臂 MR 平扫。影像表现:右上臂远端背侧肌间隙内见多房样、蜂窝样异常信号灶,边界欠清楚,周围骨质未见侵犯,T_1WI 见病灶内不规则条片状短 T_1 信号影,T_2WI 见房间隔呈高信号,病灶内见多发低信号区,大小约 1.8cm×2.6cm×4.2cm;右肘关节间隙未见明显异常。初步诊断为右上臂血管瘤。为明确诊断,需要增加 T_2^*WI、DWI 和增强检查。

实训十五　习题答案

一、选择题

1. D　　2. A　　3. C　　4. D　　5. B　　6. B　　7. D　　8. A　　9. A　　10. B
11. B　　12. C　　13. A　　14. D　　15. D　　16. A　　17. B　　18. B

二、问答题

膝关节 MRI 检查扫描平面及序列:以斜矢状面、冠状面为主,并辅以横断面,扫描序列包括矢状面 T_1WI 及 fs-PDWI 序列或轻 fs-T_2WI 序列,斜冠状面 fs-PDWI 或轻 fs-T_2WI 序列,横断面 fs-PDWI 或轻 fs-T_2WI 序列。

三、案例分析题

(1) C　(2) B　(3) D

解析:X 线及 CT 检查结果阴性,需进行 MRI 检查。STIR 序列主要用于骨髓性病变和关节软骨病变的检查。STIR 序列受磁场均匀性及解剖结构磁敏感性影响小,其脂肪抑制效果更为理想,但信噪比略低;脂肪饱和抑制 FSE T_2WI 可能出现脂肪抑制不彻底。选用矢状面 PDWI 观察半月板及关节软骨。

实训十六　习题答案

一、选择题

1. D　　2. E　　3. B　　4. C　　5. A　　6. C　　7. E　　8. E　　9. D　　10. B
11. A　　12. C　　13. E　　14. A　　15. D　　16. D　　17. B　　18. C　　19. B　　20. A
21. D　　22. B　　23. E　　24. B　　25. D　　26. C　　27. A　　28. B　　29. C　　30. A
31. E　　32. B　　33. D　　34. C　　35. E　　36. E　　37. A　　38. C　　39. E　　40. B

二、问答题

1. 臂丛节前神经选用高分辨 3D CISS/FIESTA-C 序列,节后神经以对比增强 3D T_2 SPACE-STIR 序列最佳。联合应用脂肪抑制技术和抑制血液信号的 FSE 重 T_2WI 序列的神经成像术(MR neurography,MRN),可获得臂丛及其分支的神经纤维束的高分辨图像。其原理是利用钆对比剂缩短组织 T_1 时间的同时也缩短了 T_2 时间,降低了背景组织信号,而外周神经因存在血神经屏障使得对比剂不能进入神经组织,这样保证了抑制小静脉、淋巴液等背景组织信号的同时又突出显示臂丛神经,增加了臂丛神经与周围的对比。

2. (1) 脂肪定量分析在内脏脂肪测量中的应用包括:①评价非酒精性脂肪性肝病中脂肪含量;②对胰腺脂肪含量的分析;③评价肝移植供体肝脏脂肪变性程度。

(2) 脂肪定量分析在骨骼系统疾病中的应用包括:①骨质疏松的诊断与骨折风险的评估;②利用脂肪比定量评估恶性肿瘤放/化疗后骨髓组成。

(3) 血液系统疾病的应用:①再生障碍性贫血的诊断及评估;②血液系统恶性肿瘤的评估。

(4) 肩袖损伤后冈上肌脂肪性退变的评价。

三、案例分析题

1.（1）AB　（2）E　（3）A

解析:目前常用臂丛 MRI 的技术包括 T_2 SPACE STIR 和 WBIBS,前者 3D 高分辨成像,后者是基于 DWI 技术做了改进,减少变形和几何畸变。图示采用 T_2 space stir 序列。分析背景情况,A 图淋巴结和小静脉信号比较明显,B 图背景信号基本没有,只有神经显示。这是因为对比剂注射后缩短了组织的 T_2 值所导致。

2.（1）ABCDE　（2）B　（3）A　（4）AB　（5）C

解析:病变主要在左侧骶 1,压迫并侵犯骶孔的骶丛神经。病变和骶丛神经关系通过 3D MPR 显示清晰。腰骶丛神经 3D 对比增强 3D T_2 SPACE-STIR 序列能够高分辨三维大范围显示神经解剖、走行、形态,对临床手术指导起着非常大的作用。从病变位置和来源看应该是骨骼系统,神经只是推挤和受压,根据 T_2WI 和 T_1WI 表现,考虑动脉瘤样骨囊肿可能性大。

第三部分　模拟试卷与答案

模 拟 试 卷

一、选择题（70分）

1. 磁共振现象的发现时间是
   - A. 1895 年
   - B. 1972 年
   - C. 1946 年
   - D. 1978 年
   - E. 1989 年

2. 磁共振成像技术的优点**不包括**
   - A. 无电离辐射
   - B. 任意方向成像
   - C. 无须对比剂即可血管成像
   - D. 肺内钙化或小结节的显示
   - E. 多参数、多方位检查

3. 目前在临床工作中磁共振成像通常使用的成像原子核是
   - A. ^{14}N
   - B. ^{31}P
   - C. ^{13}C
   - D. ^{17}O
   - E. ^{1}H

4. 关于 K 空间的描述，**错误**的是
   - A. K 空间的填充方式多种多样
   - B. 傅里叶变换可以解释 K 空间信息
   - C. K 空间是实际存在的空间，与 MR 信号的空间定位一一对应
   - D. K 空间是计算机根据相位和频率的不同而给予的暂时识别定位
   - E. K 空间中心位置的作用与 K 空间周边位置的作用不同

5. 以下关于纵向弛豫的叙述中，正确的是
   - A. T_2 弛豫
   - B. 自旋-晶格弛豫
   - C. 纵向磁化矢量由最大衰减到原来大小的过程
   - D. 所需的时间称为纵向弛豫时间
   - E. 与 T_2 弛豫时间相关

6. 横向弛豫又称为
   - A. T_1 弛豫
   - B. 自旋-晶格弛豫
   - C. 自旋-自旋弛豫
   - D. 纵向磁化矢量逐步恢复的过程

E. 横向磁化矢量逐步恢复的过程

7. 以下关于信号强度的解释中,正确的是

    A. T_1 值短信号强度高, T_2 值短信号强度高

    B. T_1 值短信号强度低, T_2 值短信号强度低

    C. T_1 值短信号强度高, T_2 值短信号强度低

    D. T_1 值长信号强度高, T_2 值短信号强度高

    E. T_1 值长信号强度低, T_2 值短信号强度高

8. 下列关于层面的叙述中,**不正确**的是

    A. 梯度场强越大,层面越厚

    B. 射频脉冲带宽越宽,层面越厚

    C. 射频脉冲带宽越窄,层面越薄

    D. 梯度场强越大,层面越薄

    E. 梯度场强越小,层面越厚

9. 以下 K 空间填充方式中,**不正确**的是

    A. 循序对称填充

    B. 螺旋状填充

    C. 迂回填充

    D. 逐点填充

    E. 放射状填充

10. 关于回波链的叙述中,**错误**的是

    A. 主要用于 FSE 和 FIR 序列

    B. FSE 序列在 90° 脉冲后施加多个 180° 聚相脉冲,形成回波链

    C. 回波链越长,能量沉积越明显

    D. 回波链越长,图像越清晰

    E. 回波链越长,扫描时间越短

11. 在自旋回波序列中,180° 射频脉冲的目的是

    A. 使磁化矢量由最大值衰减到 37% 的水平

    B. 使磁化矢量倒向负 Z 轴

    C. 使磁化矢量倒向 XY 平面内进动

    D. 使失相位的质子重聚

    E. 使聚相位的质子失相位

12. 在 IR 序列中,TI 是指

    A. 回波时间

    B. 重复时间

    C. STIR

    D. 有效回波时间

    E. 反转时间

13. 以下关于 EPI 序列的叙述中,正确的是

    A. EPI 序列是一种独立的序列

    B. EPI 序列图像质量明显优于其他序列

    C. EPI 序列是目前成像速度最快的序列

    D. EPI 序列可代替其他常规序列

    E. EPI 序列可最大程度避免伪影的产生

14. **不属于** 3D-PC-MRA 的优点是

    A. 背景组织抑制好

    B. 空间分辨力高

    C. 成像容积内信号均匀一致

    D. 仅能显示动脉

    E. 可进行流速编码

15. CE-MRA 的应用**不包括**

    A. 广泛应用于心脏大血管、四肢血管的显示

    B. 可作减影显示病变

    C. 可在不同时期观察到动脉或静脉病变

    D. 需注射顺磁性对比剂

    E. 背景组织抑制不佳

16. CE-MRA 所需的序列是

    A. 极短 TR,极短 TE　　　　　B. 短 TR,短 TE　　　　　　C. 极短 TR,极长 TE

    D. 长 TR,长 TE　　　　　　　E. 极长 TR,极长 TE

17. 脂肪抑制技术**不包括**

    A. 化学位移频率选择饱和技术　　　　　B. 频率选择反转脉冲脂肪抑制技术

    C. 短反转时间反转恢复技术　　　　　　D. Dixon 技术

    E. 区域饱和技术

18. MR 水成像的优点**不包括**

    A. 无创性检查　　　　　　　　　　　B. 无须对比剂

    C. 信号强度高　　　　　　　　　　　D. MRCP 检查无须准备

    E. 可获得多层面、多方位图像

19. 以下技术中,**不属于** MR 水成像的是

    A. MR 尿路成像　　　　　B. MR 胰胆管成像　　　　　C. MR 脊髓成像

    D. MR 淋巴管成像　　　　E. MR 内耳成像

20. Gd-DTPA 增强机制是

    A. 空间分辨力下降　　　　B. 缩短 T_1 弛豫时间　　　　C. 对比度下降

    D. 信号均匀度下降　　　　E. 信噪比下降

21. 磁共振弥散成像是利用

    A. 水分子的扩散运动　　　　B. 注射顺磁性对比剂示踪　　　　C. 化学移位成像

    D. 血氧水平依赖效应　　　　E. 流入增强效应

22. 血红蛋白因其氧合程度不同,表现出相应的磁性,以下叙述中,**错误**的是

    A. 氧合血红蛋白呈抗磁性

    B. 脱氧血红蛋白呈抗磁性

    C. 铁血红蛋白具有一定顺磁性

    D. 血红蛋白降解的最终产物含铁血黄素,具有高度的顺磁性

    E. 在血红蛋白的四种状态中,以脱氧血红蛋白和含铁血黄素的磁敏感性较强

23. 目前临床最常用的 MRI 对比剂为

    A. SPIO　　　　　　　　B. Gd-EOB-DTPA　　　　　　C. Gd-DTPA

    D. Mn-DPDP　　　　　　E. USPIO

24. 低浓度顺磁性对比剂对质子弛豫时间的影响为

    A. 缩短 T_1、延长 T_2　　　　B. 缩短 T_1、T_2 影响不大　　　　C. 缩短 T_1,缩短 T_2

    D. 延长 T_1、缩短 T_2　　　　E. 延长 T_1、延长 T_2

25. 以下各项中,**不属于**影响 MR 图像质量的因素是

    A. TR、TE　　　　　　　B. 线圈种类　　　　　　C. 像素

    D. IR　　　　　　　　　E. FOV

26. 控制化学位移伪影的最佳对策是

    A. 脂肪抑制技术　　　　B. 改变频率编码方向　　　　C. 增加带宽

    D. 减小像素　　　　　　E. 缩小 FOV

27. 抑制呼吸运动伪影的方法**不包括**

A. 屏气　　　　　　　　　　　　　　B. 放置呼吸门控

C. 放置心电门控　　　　　　　　　　D. 施加预饱和带

E. 施加呼吸触发或呼吸补偿技术

28. 以下截断伪影的叙述中,**错误**的是

A. 空间分辨力较低时发生

B. 数据采集不足所致

C. 两种信号强度差别大的组织间比较明显

D. 伪影常发生在频率编码方向上

E. 缩小像素尺寸可减轻伪影发生

29. 眼眶 MRI 检查的适应证**不包括**

A. 眼眶肿瘤　　　　　B. 眼眶内炎性病变　　　　　C. 眼眶内血管性病变

D. 眼肌疾病　　　　　E. 眼球金属异物

30. 以下关于颅脑 MRI 检查的叙述中,**错误**的是

A. 增强扫描常用对比剂为 Gd-DTPA　　　B. 横轴面扫描相位编码方向常为左右

C. 冠状面扫描相位编码方向常为头足　　　D. 矢状面扫描相位编码方向常为前后

E. 血管性病变常需做 MRA

31. 下列关于乳腺 MRI 检查的叙述中,正确的是

A. 仰卧位,头先进　　　　　　　　　B. 乳腺需压迫

C. 乳腺一般需做动态增强扫描　　　　D. 增强常用碘对比剂

E. 常规做横断面和冠状面扫描

32. 以下关于脊柱 MRI 检查的叙述中,**错误**的是

A. 颈椎检查常在椎体左右两侧加饱和带　　B. 胸椎检查常在椎体前方加饱和带

C. 腰椎检查常在椎体前方加饱和带　　　　D. 需选择脊柱线圈

E. 需去除体表金属异物

33. 心脏 MRI 检查适应证**不包括**

A. 心肌梗死　　　　　B. 心律不齐　　　　　C. 肥厚性心肌病

D. 心包积液,心包肿瘤　　E. 黏液瘤

34. 能同时显示左心房、右心房、左心室、右心室心肌及心腔的扫描位置是

A. 轴位　　　　　　　B. 心脏四腔心位　　　　C. 左室长轴位

D. 右室长轴位　　　　E. 左室短轴位

35. 以下关于肝胆脾 MRI 检查技术的叙述中,**错误**的是

A. 检查前需空腹　　　　　　　　　　B. 常规需做动态增强扫描

C. DWI 序列在肝脏检查中作用不大　　　D. 当发现胆管扩张是可加做水成像

E. 部分序列需用呼吸门控配合

36. 以下关于踝关节 MRI 检查的叙述中,**错误**的是

A. 可用于跟腱病变的检查

B. 斜矢状面扫描基线垂直于内、外踝连线

C. 斜冠状面扫描基线平行于内、外踝的连线

D. 横轴位相位编码方向一般为左右方向

E. 斜矢状位相位编码方向一般为左右方向

37. 在不同区域的 K 空间数据的关系中
    A. K 空间的中心部分决定图像的细节,边缘部分决定图像的对比
    B. K 空间的中心部分决定图像的对比,边缘部分决定图像的细节
    C. K 空间的中心与边缘部分均决定图像的对比
    D. K 空间的中心与边缘部分均决定图像的细节
    E. 只有 K 空间的中心部分对图像的质量起作用

38. 关于自旋回波脉冲序列的构成,正确的是
    A. 小角度激发脉冲,多个 180°复相脉冲
    B. 90°激发脉冲,多个 180°复相脉冲
    C. 180°反转脉冲,90°激发脉冲,180°复相脉冲
    D. 90°激发脉冲,一个 180°复相脉冲
    E. 多个 90°脉冲,一个 180°复相脉冲

39. 以下关于 MR 图像参数的叙述中,**错误**的是
    A. T_1 对比反映了不同组织间纵向弛豫的差别
    B. T_2 反映了不同组织间横向弛豫的差别
    C. T_2^* 反映了不同组织间 T_2^* 弛豫的差别
    D. 质子密度对比反映了不同组织之间氢质子含量的区别
    E. 扩散加权图像的对比取决于不同组织氢质子扩散运动速度的对比

40. 下列关于磁共振成像层面选择的说法中,**错误**的是
    A. 使用选层梯度与一定中心频率的射频脉冲实现选层
    B. 通过改变中心频率实现不同层面的选择
    C. 通过改变频率带宽控制层面厚度
    D. 梯度磁场一定时,层面厚度与射频带宽呈负相关
    E. 射频带宽一定时,选层方向磁场梯度与层厚呈负相关

41. 应用梯度回波序列的优点**不包括**
    A. 可以获取纯 T_2 加权图像
    B. 短 TR 成像,提高了扫描速度
    C. 梯度翻转代替 180°相位重聚脉冲,增加了对磁敏感性的检测
    D. 合理的时间内实现了三维容积成像
    E. 实现了对流动血液的成像

42. 关于 STIR 序列的说法中,**错误**的是
    A. 可以抑制脂肪信号
    B. 在 1.5T 场强下,为抑制脂肪,其 TI 被设置为 150~170ms
    C. 在 1.5T 场强下,为抑制脂肪,其 TR 值一般大于 2 000ms
    D. 磁场不均匀性对其影响比较小
    E. 可以快速成像,图像信噪比高

43. 下列有关 Propeller 技术的说法中,**错误**的是
    A. 其 K 空间填充轨迹是平行填充与放射状填充的结合

B. K 空间中心区域有大量的信息重叠,可为数据的校正提供更多信息

C. 低频运动伪影明显减轻

D. 与 EPI 序列相比更易产生磁敏感伪影

E. 图像具有更高的信噪比

44. 以下关于 TOF 法 MRA 的说法中,**错误**的是

　　A. 其基于血流的流入增强效应

　　B. 一般采用快速扰相 GRE T_1WI 序列进行采集

　　C. 通过选择适当的 TR 与翻转角使静止组织几乎不产生 MR 信号

　　D. 3D TOF 信噪比与空间分辨力均较高

　　E. 3D TOF 对颅内小血管和矢状窦显示比 2D TOF 好

45. **不属于** MR 水成像常见应用的是

　　A. MR 胆胰管成像　　　　　　　　　　　B. MR 尿路成像

　　C. MR 膝关节积液成像　　　　　　　　　D. MR 内耳水成像

　　E. MR 脊髓造影显像

46. 下列关于 DWI 序列的说法中,**错误**的是

　　A. 扩散运动快的像素,ADC 值高,DWI 上为高信号

　　B. 常应用于缺血性脑梗死的早期诊断

　　C. 可根据部分指标来鉴别各种肿瘤成分

　　D. 有助于肿瘤及一些囊性病变的鉴别诊断

　　E. 全身 DWI 可用于血液系统恶性肿瘤的评价

47. 下列有关 Dixon 技术的说法中,正确的是

　　A. 是一种水脂分离成像技术

　　B. 与 STIR 技术的压脂原理一致

　　C. 不能同时获得同反相位的图像

　　D. 同相位加反相位图像后除 2 可得脂肪质子图像

　　E. 同相位减去反相位图像再除 2 可得水质子图像

48. **不属于**图像处理相关伪影的是

　　A. 卷褶伪影　　　　　　　B. 化学位移伪影　　　　　　C. 截断伪影

　　D. 部分容积伪影　　　　　E. 磁敏感性伪影

49. **不属于**臂丛神经 MRI 检查适应证的是

　　A. 外伤　　　　　　　　　　　　　　　　B. 椎间盘突出压迫臂丛神经

　　C. 肿瘤侵犯臂丛神经　　　　　　　　　　D. 臂丛神经感染

　　E. 臂丛神经炎症

50. 正常心脏的电激动起始点是

　　A. 房室结　　　　　　　　B. 窦房结　　　　　　　　　C. 二尖瓣

　　D. 右心房　　　　　　　　E. 希氏束

51. 在 SE 序列中,T_1 加权像是指

　　A. 长 TR,短 TE 所成的图像　　　　　　　B. 长 TR,长 TE 所成的图像

　　C. 短 TR,短 TE 所成的图像　　　　　　　D. 短 TR,长 TE 所成的图像

E. 依组织密度所决定的图像

52. MRI 的空间定位主要依赖于

    A. 主磁场   B. 梯度磁场

    C. 射频发射脉冲   D. K 空间填充方法 E 射频接收脉冲

    E. 射频接收脉冲

53. 造成卷褶伪影主要是因为

    A. FOV 的范围超出被检查的解剖部位   B. 被检查的解剖部位超出 FOV 的范围

    C. TR 过大   D. TE 过大

    E. 扫描时间过长

54. 关于磁共振图像矩阵的描述,正确的是

    A. FOV 不变的情况下,矩阵越大,分辨力越低

    B. FOV 不变的情况下,矩阵越大,分辨力越高

    C. FOV 不变的情况下,矩阵变大,分辨力不变

    D. FOV 不变的情况下,矩阵越小,分辨力越高

    E. FOV 不变的情况下,矩阵变大变小对分辨力没有影响

55. 磁共振成像时,K 空间信号与实际磁共振图像的关系是

    A. 先有 K 空间信号,再有实际磁共振图像

    B. 先有实际磁共振图像,再有 K 空间信号

    C. 两者同时出现

    D. 不需要 K 空间信号

    E. K 空间信号就是实际磁共振图像

56. **不属于** FSE 优点的是

    A. 成像速度快于 SE 序列   B. 磁敏感伪影较少

    C. 运动伪影减少   D. 对磁场不均匀性不敏感

    E. 射频能量累积少

57. K 空间中,相位编码梯度场为 0 的 K 空间线为

    A. K 空间的第一行 K 空间线   B. K 空间中心行的 K 空间线

    C. K 空间的最后一行 K 空间线   D. K 空间第一列 K 空间线

    E. K 空间最后一列 K 空间线

58. 下列叙述中,符合 IR 序列特性的是

    A. 采用梯度场切换产生回波

    B. 采用先激励 FID 信号再激励回波信号

    C. 采用一个周期内多个 180°射频脉冲激励多个自旋回波

    D. 可以在数十毫秒内完成一幅图像的采集

    E. 可以改进成 STIR 序列和 FLAIR 序列进行脂肪抑制和水抑制

59. 下列疾病中,**不适合**做肺部 MRI 的是

    A. 气管及支气管异物或新生物   B. 肺部肿瘤性病变

    C. 肺部渗出性病变   D. 磨玻璃样结节

    E. 血管畸形

60. T_2^* 小于 T_2 的原因是

    A. 主磁场强度   B. 主磁场非均匀度   C. 梯度场线性度

    D. 梯度场强度   E. 射频强度

61. 基于体素内水分子各向同性运动假设的扩散成像技术是

    A. 单指数模型   B. 双指数模型   C. 拉伸指数模型

    D. 拉伸指数模型   E. 扩散张量成像

62. 透视触发法 CE-MRA 中,K 空间填充方式首选

    A. 中心填充   B. 顺序填充   C. 螺旋填充

    D. 任意填充   E. 间隔填充

63. MRI 最常选择 ^1H 作为成像原子,主要原因是

    A. ^1H 原子结构简单   B. 对 ^1H 物理学特性研究较多

    C. ^1H 容易发生共振   D. 其他原子不能发生核磁现象

    E. ^1H 磁化率高,在生物组织中原子数量最多

64. 下列关于乳腺 MRI 检查的叙述中,**错误**的是

    A. 能显示病变的形态和大小

    B. 显示病变与周围结构关系

    C. 对深层组织的侵犯程度

    D. 增强扫描有助于良恶性病变鉴别和明确病变实际大小

    E. 能显示病变中微小钙化

65. STIR 技术的特点是

    A. 信号抑制的选择性高

    B. 扫描时间短

    C. 适用于增强扫描

    D. 大 FOV 扫描也能获得良好的脂肪抑制效果

    E. 对场强的依赖性很高

66. 以下内容中,**不属于**图像后处理的是

    A. 将获得的原始图像或数据进行重组

    B. 将获得的原始图像或数据进行重建

    C. 应用后处理软件处理颅脑 DWI 原始数据,得到 ADC 值

    D. 应用后处理软件处理三维增强 MR 原始数据,得到血管影像

    E. 帮助受检者离开检查床并安全撤离磁体室

67. MRI 检查的禁忌证**不包括**

    A. 装有心脏起搏器者   B. 装有铁磁性或电子耳蜗者

    C. 装有中枢神经系统的金属止血夹   D. 体内有陶瓷植入物

    E. 体内有胰岛素泵

68. 下列序列中,只能用于 T_2WI 的序列是

    A. SE 序列   B. FSE 序列   C. FRFSE 序列

    D. SPGR 序列   E. GRE 序列

69. 多时相 MR 动态增强扫描的适应证**不包括**

A. 肝癌　　　　　　　B. 垂体微腺瘤　　　　　　C. 乳腺癌

D. 肾癌　　　　　　　E. 骨转移

70. 以下关于肝、胆、脾、肾,腹膜后疾患的 MRI 检查的叙述中,**错误**的是

A. 对恶性病变的鉴别诊断较 CT 好

B. 对良性病变的鉴别诊断较 CT 好

C. 对肝内胆管扩张可选 MRCP 检查

D. 对腹膜后的占位性病变不能做出比较明确的定位诊断

E. 无电离辐射,软组织对比高

二、判断题(每题 1 分,共 10 分)

1. 增大层厚可以提高磁共振图像的信噪比。(　　)

2. 静磁场越高的 MR 成像设备,SWI 的信噪比和分辨力越高。(　　)

3. MR 现象是高能级的质子释放能量回到低能级的过程。(　　)

4. 静磁场的强度可以影响信噪比。(　　)

5. 横向磁矩恢复到原来的 37% 时所需时间称为 T_2。(　　)

6. TOF 法利用的是饱和的质子流入层面的效应。(　　)

7. MRS 的物理基础是化学位移。(　　)

8. MR 扫描中,"周期性运动"是患者运动伪影的一个重要特点。(　　)

9. 盆腔 MRI 检查前必须清洁灌肠。(　　)

10. MRI 兼容的心脏起搏器可以在任何一台 MRI 仪上检查。(　　)

三、案例分析题(20 分)

1. 男性,56 岁,头痛头晕数月余,加重伴恶心呕吐 3 天。

问题:

(1) 根据患者临床表现,首选的影像学检查是

A. DSA　　　　　　　B. 头颅正侧位片　　　　　　C. 核素扫描

D. 头颅 CT 平扫　　　E. 头颅 MRI 平扫

(2) 以上检查提示第三脑室及侧脑室扩张,诊断脑积水,进一步行头颅 MRI 检查,T_2WI 上第四脑室内见异常信号灶,但因高信号脑脊液的干扰显示不清,除增强 MR 扫描外,能显示脑室内病灶的序列是

A. DWI　　　　　　　B. STIR　　　　　　　　　C. FLAIR

D. EPI　　　　　　　E. GRE

(3) 上述序列的基础序列是

A. SE　　　　　　　　B. IR　　　　　　　　　　C. FSE

D. EPI　　　　　　　E. GRE

(4) 上述序列 MR 图像质量的优劣取决于

A. TR　　　　　　　　B. TE　　　　　　　　　　C. TI

D. TR 与 TE　　　　　E. TR 与 TI

(5) 上述序列中,最合适的 TR 是

A. 2 000~4 000ms　　B. 4 000~6 000ms　　　　　C. 6 000~8 000ms

D. 8 000~10 000ms　　　　E. 10 000~15 000ms

2. 男性,35 岁,车祸至头部受伤昏迷 30 分钟。入院后呈昏迷状态,呼之不应,对光反射迟钝。

问题:

(1) 首选的影像学检查是

　　A. 头颅正侧位片　　　　　B. 头颅 CT 平扫　　　　　C. DSA

　　D. 头颅 MRI 平扫　　　　E. 核素扫描

(2) 以上急诊检查未见明显颅内出血。临床医师根据临床症状,怀疑脑弥漫性轴索损伤,需进行的特殊 MRI 检查是

　　A. DWI　　　　　　　　　B. SWI　　　　　　　　　C. MRS

　　D. BOLD　　　　　　　　E. PWI

(3) 以上特殊检查的成像原理依据

　　A. 水分子微观运动

　　B. 组织信号强度变化率与局部对比剂浓度线性关系

　　C. 化学位移现象

　　D. 脑血流容积、血氧含氧量

　　E. 组织之间磁敏感特性差别

(4) 以上特殊检查的基础序列是

　　A. SE　　　　　　　　　　B. IR　　　　　　　　　　C. GRE

　　D. EPI　　　　　　　　　E. DWI

(5) 以上特殊检查序列的组织参数是

　　A. T_1　　　　　　　　　　B. T_2　　　　　　　　　　C. T_2^*

　　D. ADC　　　　　　　　　E. f

3. 男性,55 岁,反复头晕、头痛 3 年余,4h 前突然加重,由家属急送医院。体检:BP 170/110mmHg,P 87 次/min,R 20 次/min,T 37.1℃。颅脑 DWI 诊断为急性脑梗死。

问题:

(1) 急性脑梗死在 DWI 上典型影像学表现是

　　A. DWI 低信号,ADC 低信号　　　　　　B. DWI 高信号,ADC 低信号

　　C. DWI 低信号,ADC 高信号　　　　　　D. DWI 高信号,ADC 高信号

　　E. DWI 及 ADC 无明显信号改变

(2) 为了解脑动脉阻塞情况,行颅脑 MRA 检查,饱和带需放置在

　　A. 颅顶(动脉流入端)　　B. 颅底(静脉流入端)　　C. 颅底(动脉流入端)

　　D. 颅顶(静脉流入端)　　E. 颅内(胼胝体区域)

(3) 最常用的脑部动脉 MRA 序列是

　　A. 3D-TOF MRA　　　　　B. 2D-TOF MRA　　　　　C. 3D-PC MRA

　　D. 2D-PC MRA　　　　　　E. CE-MRA

(4) 脑部动脉 MRA 的扫描方向是

　　A. 从前至后　　　　　　　B. 从后至前　　　　　　　C. 从上至下

　　D. 从下至上　　　　　　　E. 从左至右

（5）为了分析病情，了解缺血半暗带大小，接下来需做的检查是

    A. 常规增强　　　　　　　B. MRS　　　　　　　　　C. MRV

    D. PWI　　　　　　　　　E. DCE

4. 男性，53岁，B超体检发现肝脏小结节，性质待定，行MRI检查（图3-1）。

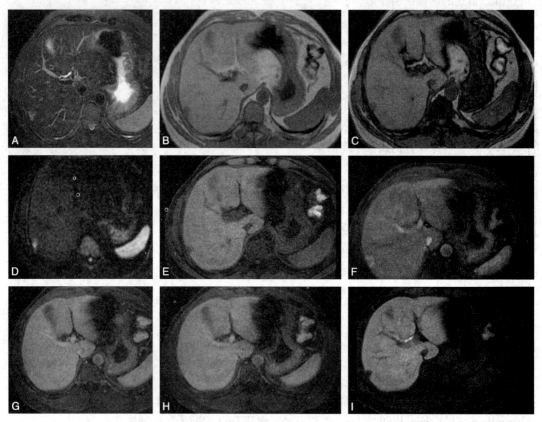

图3-1　肝脏MRI

A. 横断面 T_2WI-fs；B. 横断面同相位 T_1WI；C. 横断面反相位 T_1WI；D. DWI（b＝800s/mm^2）；E. 横断面 T_1WI-fs；F. 横断面动脉期 T_1WI；G. 横断面门脉期 T_1WI；H. 横断面延迟期 T_1WI；I. 肝特异性期（延时 20min）

（1）进行动态增强MRI所用的最理想对比剂是

    A. 钆喷酸葡胺　　　　　　B. 欧乃影　　　　　　　　C. 普美显

    D. 加乐显　　　　　　　　E. 钆双胺

（2）分析MR图像时，下面说法中正确的是（多选题）

    A. T_2WI高信号，T_1WI低信号

    B. DWI显示病变弥散受限

    C. 动态强化呈现快进快出的表现

    D. 动态强化呈现快进慢出的表现

    E. 没有必要做20min最后一期

（3）通过分析MR图像，最有可能的诊断是

    A. 肝细胞癌　　　　　　　B. 肝血管瘤　　　　　　　C. 肝囊肿

D. 肝转移瘤　　　　　　　E. FNH

（4）肝脏动态增强采用的扫描序列首选

A. SE　　　　　　B. FSE T_1WI 序列　　　　C. SSFSE T_1WI 序列

D. 3D GRE T_1WI 序列　　E. 2D GRE T_1WI 序列

（5）以下关于肝脏动态增强的扫描技术中，正确的是（多选题）

A. 呼吸训练是能否顺利完成检查的关键，要求选择呼气末屏气，屏气时间 15～20s，配合较差的受检者可以用手捏鼻

B. 对不能配合屏气的受检者，采用呼吸门控序列扫描，横断面单激发快速自旋回波 T_2WI 序列或快速自旋回波 T_2WI 序列（添加运动校准的螺旋桨或刀锋技术）

C. 疑有占位性病变时，增加横断面屏气或者呼吸触发的弥散加权序列（b=600～800mm²/s）

D. 一般至少扫描三期，分别为动脉期、门脉期及平衡期

E. 用普美显时，动态增强要 3min、5min、10min、15min、20min、30min 多期

答　案

一、单项选择题

1. C　2. D　3. E　4. C　5. B　6. C　7. C　8. A　9. D　10. D
11. D　12. E　13. C　14. E　15. E　16. A　17. E　18. D　19. D　20. B
21. A　22. B　23. C　24. B　25. D　26. A　27. C　28. D　29. E　30. C
31. C　32. A　33. D　34. C　35. E　36. E　37. B　38. C　39. E　40. D
41. A　42. E　43. D　44. C　45. E　46. A　47. A　48. E　49. B　50. B
51. C　52. B　53. C　54. C　55. A　56. C　57. C　58. C　59. D　60. B
61. A　62. A　63. E　64. C　65. D　66. E　67. D　68. C　69. E　70. D

二、判断题

1. √　2. √　3. ×　4. √　5. ×　6. ×　7. √　8. √　9. ×　10. ×

三、案例分析题

1.（1）D　（2）C　（3）B　（4）E　（5）D

解析：脑卒中首选的影像学检查是头颅 CT 平扫。为显示侧脑室周围被高信号脑脊液干扰的病变需行 FLAIR 序列。该序列属于 IR 序列，其图像质量优劣取决于 TR 与 TI 的匹配，一般 TR 选择 8 000～10 000ms。

2.（1）B　（2）B　（3）E　（4）C　（5）C

解析：头颅 CT 平扫是头外伤首选的影像学检查。怀疑脑弥漫性轴索损伤，行 SWI，其原理依据组织之间磁敏感特性差别，其基础序列是 GRE 序列，组织参数是 T_2^*。

3.（1）B　（2）D　（3）A　（4）C　（5）D

解析：急性脑梗死 DWI 高信号、ADC 低信号。为显示颅内动脉，MRA 需将饱和带放置在颅顶（静脉流入端）。最常用的脑部动脉 MRA 序列是 3D-TOF MRA。脑部动脉 MRA 的扫描方向是从上至下。为了了解缺血半暗带大小，需做 PWI。

4. (1) C (2) ABC (3) A (4) D (5) ABCDE

解析:20min 特异性期一定用的是普美显,对肝小结节病变的鉴别有临床意义。长 T_1、长 T_2,弥散受限,快进快出都是恶性肿瘤的表现。肝细胞癌 Gd-EOB-DTPA 动态增强主要表现为动脉期明显强化,静脉期或延迟期有退出,肝胆特异期呈明显低信号。题(5)所列均为肝脏动态增强的关键技术要点。

附录

实训报告单

【班级】

【姓名】

【实训名称】

【实训设施】

【实训内容】

【实训总结】

参考文献

1. 周学军,孙建忠. MRI 检查技术. 北京:人民卫生出版社,2019.

2. 孙存杰,周学军. 医学影像检查技术. 上海:第二军医大学出版社,2013.

3. 余建明,刘广月. 医学影像技术学. 北京:人民卫生出版社,2017.

4. 余建明,曾勇明. 医学影像检查技术学. 北京:人民卫生出版社,2016.

5. 隗志峰,张晨. 医学影像技术实训与学习指导. 北京:人民卫生出版社,2014.

6. 余建明. 实用医学影像技术学. 北京:人民卫生出版社,2015.

7. 李真林,雷子乔. 医学影像成像理论. 北京:人民卫生出版社,2016.

8. 张晓康,张卫萍. 医学影像成像原理. 北京:人民卫生出版社,2014.

9. 李萌,樊先茂. 医学影像检查技术. 北京:人民卫生出版社,2014.

10. 杨正汉,冯逢,王霄英. 磁共振成像技术指南——检查规范、临床策略及新技术应用. 2 版. 北京:人民军医出版社,2013.

11. 章伟敏. 医学影像技术学·MR 检查技术卷. 北京:人民卫生出版社,2014.

12. 李真林,倪红艳. 中华医学影像技术学 MR 成像技术卷. 北京:人民卫生出版社,2017.

13. 余建明,李真林. 医学影像技术学. 4 版. 北京:科学出版社,2018.

14. 石明国,王鸣鹏,余建明. 放射师临床工作指南. 北京:人民卫生出版社,2013.

15. 白人驹,张雪林. 医学影像诊断学. 3 版. 北京:人民卫生出版社,2013.

16. 靳二虎. 磁共振成像临床应用入门. 北京:科学出版社,2009.

17. 中华医学会影像技术分会与中华医学会放射学分会. MRI 检查技术专家共识. 中华放射学杂志,2016,50(8):561-565.

18. 中华放射学杂志前列腺疾病诊疗工作组. 前列腺癌 MR 检查和诊断共识. 中华放射学杂志,2014,48(7):531-534.